JN085994

# 実践力を高める

# 成人言語聴覚療法ハンドブック

監修 日本言語聴覚士協会

編著 森田秋子・内山量史

共著 津村恒平・椎名英貴・髙野麻美
平野絵美・山本　徹・佐藤妙子

建帛社
KENPAKUSHA

# 序　文

　一般社団法人日本言語聴覚士協会では，回復期リハビリテーション病棟で働く言語聴覚士が増加したことで質の担保が重要な課題となり，2011年（平成23年）より実務者講習会「回復期リハビリテーションにおける言語聴覚療法講習会」を定期的に開催してきた。その後，一般社団法人回復期リハビリテーション病棟協会の協力も得られ，制度の変化や受講者の意見を参考に講習内容の見直しを行ってきた。これまでの実務者講習会は「基礎編」をベースに，チームマネジメントの視点を取り入れた「実践編」，専門性に重点を置いた「各論編」などを実施してきた。

　講習会の中では，心身機能・能力を詳細に評価すること，評価にもとづく訓練・指導，その他の援助を生活の中で実践するという視点を伝えてきた。さらに近年ではICF（国際生活機能分類）における「参加」が重要視されるようになり，対象者の全体像を包括的にとらえるという視点も伝えてきた。これら，講習会のなかで参加者に伝えてきたことをまとめ，今回書籍として発行する運びとなった。

　本書は日本言語聴覚士協会にとって初の監修書籍となる。コミュニケーションと食事を核に置き，疾病の理解，認知機能や運動機能の理解，ADLや参加の理解，事例などから構成されている。言語聴覚士養成教育では学習することが難しい，臨床現場で必要な視点や知識が身につけられるような内容になっている。

　また，本書は『実践力を高める　成人言語聴覚療法ハンドブック』の名の通り，臨床経験が1〜5年の若手言語聴覚士が現場で手軽に活用でき，実践力を養えるように工夫されている。執筆者は臨床現場や介護保険領域で実際に業務にあたっている言語聴覚士であり，自身もリハビリテーションの現場で人材育成に汗を流している言語聴覚士たちである。そのため若手を指導する立場にある方々が人材育成の参考図書としても活用できる内容となっている。日本言語聴覚士協会では今後も実務者講習会を継続的に実施していくが，そのサブテキストとしても活用できるものである。

　基礎的な知識から，実践例を通して対象者の全体像を包括的にとらえ，「参加」につなげていく視点を学ぶことができる書籍として，臨床現場で勤務する多くの若き言語聴覚士の参考となることを願っている。

2021年6月

一般社団法人日本言語聴覚士協会会長

深浦　順一

# 第1章

# 言語聴覚士をめぐる状況とこれから

本章では，「言語聴覚士の業務とは何か」に立ち返り，言語聴覚士をめぐる時代の変遷のなかで，いま言語聴覚士に新たに求められている役割について考えます。言語聴覚士が抱える課題に向き合い，そこにある可能性を見出しながら，若い言語聴覚士が向かうべき方向性を見つけられる手がかりを提示します。

## 1．言語聴覚士の役割とリハビリテーション

### 1）言語聴覚士法の理解

1997年に制定された言語聴覚士法第2条には，言語聴覚士の対象が「音声機能，言語機能又は聴覚に障害のある者」と記されています（**表1-1**）。つまり，「コミュニケーション」に影響を与える障害がある者であることがわかります。第42条には「嚥下」について記載があり，言語聴覚士が嚥下にかかわることができることが記されています。

これらの障害において，言語聴覚士は「機能の維持向上を図るための訓練，検査及び助言，指導，その他の援助」をすると記されています。「障害を評価し，改善に向けて働きかけ，助言，指導，援助を行う」ということは，すなわち「リハビリテーション」であると解釈できます。

言語聴覚士は，コミュニケーションと食事という領域に対して，リハビリテーションを行う専門職であると考えることができます。

### 2）リハビリテーションの定義（表1-2）

1981年にWHO（世界保健機関，World Health Organization）が示した定義に，リハビリテーションは，「能力低下やその状態を改善し，障害者の社会的統合を達成するためのあらゆる手段」と記され，社会から障害のある人へのかかわりを含む概念であることが示されています。

リハビリテーションは，障害を改善することだけでなく，障害が軽減しなかったとしても，環境を変えていくことでその人らしくいきいき

表1-1　言語聴覚士法（1997年）

> **第2条（定義）**
> この法律で「言語聴覚士」とは，厚生労働大臣の免許を受けて言語聴覚士の名称を用いて，音声機能，言語機能又は聴覚に障害のある者についてその機能の維持向上を図るため，言語訓練，その他の訓練，これに必要な検査及び助言，指導，その他の援助を行うことを業とする者をいう。
>
> **第42条（業務）**
> （前略）
> 診療の補助として，医師又は歯科医師の指示の下に，嚥下訓練，人工内耳の調整その他厚生労働省令で定める行為を行うことを業とすることができる。

表1-2　リハビリテーションの定義

> ● 能力低下やその状態を改善し，障害者の社会的統合を達成するためのあらゆる手段を含む。
> ● 障害者が環境に適応するための訓練を行うばかりでなく，障害者の社会的統合を促す全体として環境や社会に手を加えることも目的とする。
> ● 障害者自身・家族，そして彼らの住んでいる地域社会が，リハビリテーションに関するサービスの計画と実行に関わり合わなければならない。

(WHO, 1981)

と生きていくことを支援していくことです。機能障害にだけ目を向けたかかわりを続けるのでは，十分とはいえません。

### 3) リハビリテーションの種類

リハビリテーションには，**表1-3**に示した4つの種類があります。現場で臨床する言語聴覚士には，少なくとも医学的リハビリテーションと社会リハビリテーションの2つの視点を身につけ，必要な支援を考えられる力が必要になります。

言語聴覚士の領域では，医学的リハビリテーションについては多くの手法が示されていますが，社会リハビリテーションについては，現状ではその方略が明確になっているとはいえない状況にあります。

**表1-3　リハビリテーションの種類**

| リハビリテーションの種類 | それぞれのリハビリテーションの特徴 |
|---|---|
| 医学的リハビリテーション | 病院，診療所等の医療機関で実施されるリハビリテーション。心身機能・能力の回復，維持が主な目的となる |
| 職業リハビリテーション | 障害のある人が職業につき，それを継続できるように，指導や必要な技能習得，職業紹介等を行う |
| 社会リハビリテーション | 障害のある人が，自分らしい社会参加を実現するために，個人あるいは社会が行う活動を達成するためのプロセス |
| 教育リハビリテーション | 障害のある児童・人の能力向上，自己実現のための教育的支援活動。学校教育，社会教育，生涯教育等を含む |

### 4) 社会リハビリテーションとは何か

社会リハビリテーションには，**表1-4**に示すような定義があります。ここには，リハビリテーションのもつ高邁な理想が掲げられ，目指す方向が示されています。しかし，この目標に向けて具体的に何をすればいいかを理解するのは，大変難しいといえます。

社会リハビリテーションにかかわる考え方が，「社会生活力を構成する8つの要素」に示されています（**表1-5**）。障害のある人々が，障害を理解し，周囲の力を活用しながら，障害とともにうまく生きていく力が社会生活力であり，社会リハビリテーションはこの力を獲得するための働きかけを含みます。

社会リハビリテーションは，さまざまな医療・福祉専門職，行政，ボランティア，一般人など，社会の総合力で進めていくべきものです。言語聴覚士はその一員として，力を発揮していくことが求められています。

**表1-4　社会リハビリテーションの定義**

- 「社会リハビリテーションとは・社会生活力（Social Functioning Ability）を高めることを目的としたプロセスである。
- 社会生活力とは，さまざまな社会的な状況の中で，自分のニーズを満たし，一人ひとりに可能な最も豊かな社会参加を実現する権利を行使する力を意味する。

（国際リハビリテーション協会，1986）

**表1-5　社会生活力を構成する8つの要素**

1. 自分の障害を正しく理解する
2. リハビリテーションサービスにより，できることを増やす
3. さまざまなサービスを権利として活用する
4. 足りないサービスの整備・拡充を要求する
5. ボランティアなどの支援を依頼する
6. 地域や職場の人たちとよい人間関係を築く
7. 主体的・自立的に，楽しく充実した生活をする
8. 障害について，周りの人たちの理解を高める

（参考：奥野英子：障害のある人のための社会生活力プログラム・マニュアル：自分らしく生きるために，中央法規出版，2020）

### 5）医学的リハビリテーションと社会リハビリテーションの併用

　医学的リハビリテーションの手法だけでリハビリテーションを進めてきた人にとって社会リハビリテーションを併用する場合には，視点や考え方の切り替えが必要です。

　言語聴覚士は社会リハビリテーションや参加にかかわることが苦手だと考えられがちですが，決してそんなことはありません。個室の中で患者さんと向き合って話を聞く機会が多い言語聴覚士は，患者さんの気持ちや人生観に触れ，相談に乗ったり支援を行ったりすることがあります。個室で聞いた患者さんの思いを，支援につなげることもあります。

　これらのかかわりがリハビリテーションの一環であるという理解は一般的でなく，社会リハビリテーションや参加にかかわることを言語聴覚士の業務として整えていくのはこれからであり，議論を進めていくことが必要です。コミュニケーションをリハビリテーションに用いることができる言語聴覚士は，患者さん，家族，他職種等との対話を通じて，リハビリテーションを展開できる可能性をもっています。

　言語聴覚士が社会リハビリテーションにおいて役割を果たすためには，「患者さんの全体像」を理解することが重要です。その人がより良い生き方をしていく支援をするためには，その人がどのよう人なのかを知る必要があります。その人のなかの障害を見るのではなく，障害のある患者さんの全体を見る，という姿勢です。そのなかから，個別性のある患者さんの思いや課題をとらえ，どうあるべきかを考えることができるようになります。ぜひ，この視点を身につけたいものです。

### 6）言語聴覚士の仕事

　ここまで言語聴覚士の業務について，リハビリテーションの視点から振り返ってみました。言語聴覚士は，コミュニケーションと食事という領域において，リハビリテーションを行う専門職であるといえます。

　言語聴覚士は，コミュニケーションと食事に影響を与える認知機能，言語機能，嚥下機能など，種々の機能・能力の評価・アプローチを進め，回復促進に働きかけます（**図1-1**）。

　同時に，コミュニケーションと食事という人間にとって重要な2つのADL（日常生活動作，第8章参照）にかかわり，その人の生活や人生を少しでも良いものにしていくための支援を行う役割をもっています。

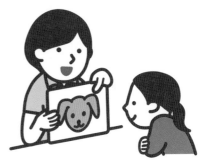

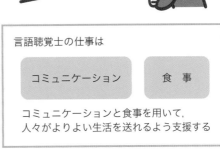

言語聴覚士の仕事は

コミュニケーション　　食事

コミュニケーションと食事を用いて，
人々がよりよい生活を送れるよう支援する

図1-1　言語聴覚士の役割

## 2．言語聴覚士を取り巻く社会状況

### 1）2000年以前と以降の社会状況の変化

　言語聴覚士を取り巻く環境は，2000年を機に大きく変わっていきました（**表1-6**）。1997年に言

表1-6　言語聴覚士を取り巻く環境と言語聴覚士の仕事

| | 言語聴覚士を取り巻く環境 | 言語聴覚士の役割 |
|---|---|---|
| 1999年以前 | ● 1970年代，言語聴覚士の養成開始<br>● 言語聴覚士の数が少なく，認知度が低い<br>● 専門性に重きをおいた教育の展開<br>● 1997年，言語聴覚士法制定<br>● 1999年，第1回国家試験 | ● 専門領域・教育の確立<br>● 専門性を発揮して職域に対応<br>● 機能障害への対応が中心 |
| 2000年以降 | ● 回復期リハビリテーション病棟の設立（2000年）<br>● 介護保険スタート（2000年）<br>● 少子高齢社会の進行<br>● 対象領域の拡大，多様なニーズの広がり<br>● 言語聴覚士数増加，若年層の拡大<br>● 養成校教育だけで，現場に対応することが難しい状況が強まっている | ● 多彩な対象者への対応<br>● 全般的認知機能低下・重複障害患者への対応<br>● 多彩な嚥下障害への対応<br>● 参加支援への参画 |

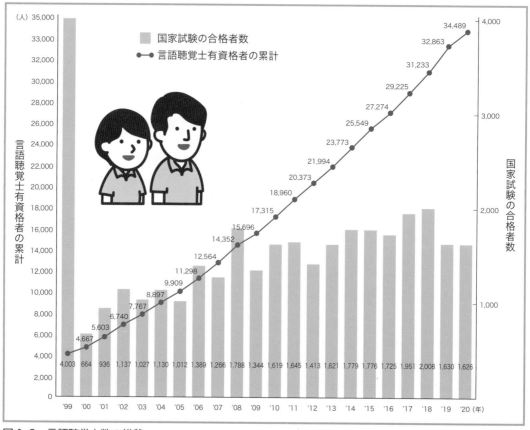

図1-2　言語聴覚士数の推移　　　　　　　　　（日本言語聴覚士協会ホームページより，2021年6月現在）

語聴覚士法ができるまで，日本における言語聴覚士の数はきわめて少なく，言語聴覚士が配置されている施設も限定的でした。対象者は必要度の高い人に限定され，明確な機能障害をもつ患者さんが主たる対象となる傾向がありました。

　2000年に回復期リハビリテーション病棟制度と介護保険制度が発足して以降，言語聴覚士の養成校が急増し，その数は増加の一途をたどっています（図1-2）。それまで言語聴覚士がいなかっ

た療養病院や施設などにも配置されるようになり，コミュニケーションや食事に課題のあるさまざまな患者さんが，言語聴覚療法の対象になっていきました。

言語聴覚士の数が少ないときには，対象から除外されることも多かった全般的認知機能の低下している患者さんや認知症の患者さんが，徐々に言語聴覚士の対象に入るようになっていきました。また，言語聴覚士の対象になりはじめたばかりの嚥下障害をみると，さまざまな現場で雑多な要因が絡む多様な嚥下障害の処方が出されるようになりました。

最近では，ようやく生活期のステージに勤務する言語聴覚士の数が増えはじめ，訪問 ST の需要が拡大を続けています。ここには実に多様な対象者がおり，かかわる疾病，症状，ニーズが多様化しています。公的機関での対応が間に合わない小児への要望が増え，訪問言語聴覚士のかかわりへの要望が急増しています。

## 2）未曽有の少子高齢社会がもたらしたもの

かつてない少子高齢社会の訪れによって，社会は大きく変化していきました。高齢社会到来以前には，障害が治って社会復帰することでリハビリテーション終了，というイメージがありました。しかし，障害は完全には改善せず，さらに加齢による低下が加わり，障害のあるままどのように生活していくのか，ということが，大きな社会問題となっていきました。

患者さんの意識も変化しています。かつては医療者のいうことに無条件に従う傾向の強かった人たちも，権利意識が高くなり，自分に合った個別性の高いサービスを求めるようになっていきました。「平均寿命が延びる」ことが幸せではなく，「生きている価値のある人生を送る」ことへのニーズが，強くなっています。

団塊の世代が後期高齢者になる 2025 年を目前にし，「個別性の重視」「その人らしさの実現」「生きがいのある人生」「人権への配慮」等，時代のキーワードが生まれています。われわれリハビリテーションにかかわる専門職は，この変化を実感としてとらえる必要があります。

診療報酬や介護報酬改定のなかにも，変化が表れています（**表 1-7**）。2015 年度の介護報酬改定では，改善しない機能障害に対する効果のない「漫然とした」リハビリテーションの継続に対する振り返りが求められ，退院後の生活を見据え，生活，活動，参加を視野に入れたリハビリテーションが求められるようになりました。

また，入院におけるリハビリテーションにおいても，退院後を見据えたリハビリテーションの強化が必要であると指摘され，2016 年度の診療報酬改定で，総合実施計画書（様式 21）に「参加・活動」の目標の記入欄が設けられ，退院後を意識したかかわりが求められるようになりました。

## 3）地域社会で言語聴覚士に求められるもの

急性期，回復期病院の言語聴覚士は，機能・能力回復中心にかかわることが多く，退院計画への参画の機会はまだ多くないようです。しかし，入院中であっても退院後の生活を想定したかかわり

表 1-7　診療報酬や介護報酬改定のなかにも，変化が表れている

| 2015 年度 | 介護報酬改定 | 「生活行為向上リハビリテーション加算」新設（機能重視のリハビリテーションから，生活における活動の強化を行うことが評価される） |
|---|---|---|
| 2016 年度 | 診療報酬改定 | リハビリテーション総合実施計画書，様式 21 の改定（「参加・活動」の目標の記入欄が設けられる） |

表1-8　言語聴覚士の臨床に必要な2つの方略

| 医学的リハビリテーション | ●機能障害を科学的にとらえ，障害構造を明確に評価し，適切なアプローチを行い，可能な限り回復を促す（機能へのアプローチ）<br>●もてる力を発揮させ，効率的で効果的な活動を引き出す（活動へのアプローチ） |
|---|---|
| 社会リハビリテーション | ●障害のある状態で，その人らしく生き生きとした人生を送っていくために，環境因子や個人因子を活用しながら支援していく（参加へのアプローチ） |

が必要であり，退院計画にかかわっていくことが大変重要です。

　また，生活期の言語聴覚士も，つい機能能力回復に視点がいき，患者さんの生活や人生について，なかなか考えられない，という悩みを聞くことは少なくありません。

　ここで，地域包括ケアシステムについて，考えておきましょう。地域で暮らす障害者や高齢者への支援は，その人にかかわる複数の医療・福祉機関の相互の連携により進めていきます。言語聴覚士は，これらの地域の施設のなかで，病院，デイケア，訪問看護ステーションなどに配置されていますが，実は地域のなかで全体が連携して流れをつくりながら，役割を果たしていくことになります。地域包括ケアシステムのなかに自分が位置していることを知り，他職種，他事業所との連携の実践を進めることで，リハビリテーションが展開できることを理解していきましょう。

　地域包括ケアシステムのなかで働く言語聴覚士には，2つの重要な視点が求められます。1つは患者さんの全体像の理解であり，もう1つは長期経過の理解力（予後予測力）です。その人を，その人を取り巻く環境を含めてとらえ，かつこの先どうなっていくのか，について見通しをもっていることです。「この人はどういう人で，何を感じ，どうしたいと思っており，この先どうなっていく人」なのかを理解できれば，言語聴覚士として何ができるのかが見えてきます。

### 4）いま社会リハビリテーションの視点が求められている

　本章冒頭に述べたように，これからの言語聴覚士は医学的リハビリテーションと社会リハビリテーションの2つの視点を，身につけていくことが求められます。

　社会リハビリテーションの遂行は，これまで個々の言語聴覚士の考え方に委ねられてきました。しかし，これからの時代に言語聴覚士に求められている役割は，個々の言語聴覚士が個人的な考えで対処していくものではなく，言語聴覚士全体で議論を深め，協力し合い，時代のニーズに応えていくべき状況を迎えています。簡単なテーマではありませんが，本書ではこのテーマについて，具体的な議論を進めていきます。

　医学リハビリテーションと社会リハビリテーションは，異なる評価，異なる手法，異なる目標をもっています。言語聴覚士は，強く意識してこの2つの視点をもち，どちらかに偏ることがないようにかかわっていくことが必要です（**表1-8**）。

## 3．セラピストのなかの言語聴覚士

### 1）理学療法士・作業療法士・言語聴覚士の関係を考える

　リハビリテーション3職種といわれる理学療法士（PT）・作業療法士（OT）・言語聴覚士（ST）には，どのような役割の違いがあり，チームのなかで言語聴覚士が果たすべき役割はどのようなも

のなのか，を考えてみたいと思います。
言語聴覚士の配置される施設には，多くの場合理学療法士，作業療法士も配置されています。この 2 職種との連携は必須ですが，分業や協業の仕方については施設ごとに異なっています（**図1-3**）。

### 2）理学療法士・作業療法士・言語聴覚士の専門性

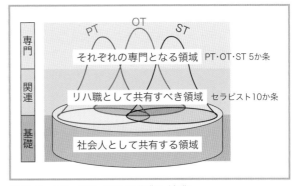

図 1-3　PT・OT・ST の分業と協業

理学療法士・作業療法士・言語聴覚士の専門性の違いについて，回復期リハビリテーション病棟協会は「PT・OT・ST 5 か条」を作成し，協会案として示しています（**表 1-9**）。

PT・OT・ST 5 か条は，その前提として 3 職種共通に行うこと，どの職種が行ってもよいことを，「セラピスト 10 か条」として示しています（**表 1-10**）。そして，その上に，その職種にしかできないこと，その職種がとくに優れていることを，5 か条として示したのです。

PT 5 か条には，理学療法士の専門性が運動にあることが示されています。理学療法士は，運動という領域に専門性をもち，物理的手段を用いて，患者さんに働きかける専門職であることがわかります。

OT 5 か条からは，作業療法士は活動と参加を軸にあらゆる手段を用いて，患者さんに働きかけ，人生を創造する職種であることがうかがえます。

ST 5 か条には，言語聴覚士の軸がコミュニケーションと食事にあり，これらにかかわる機能・能力の改善とともに，生活や社会参加にもかかわる職種であることが示されています。

表 1-9　PT・OT・ST 5 か条 第 1 版（2017 年）

〈PT 5 か条〉
1. 筋力，関節可動性，姿勢バランスなどの運動機能を回復させよう
2. 全身の部位・状態などを観察し，不動による疼痛・虚血を予防しよう
3. 呼吸・循環機能を高め，社会生活に必要な体力の向上を図ろう
4. 課題にそった運動学習を促し，実際的な基本動作を高めよう
5. ADL の自立に向けて運動療法，物理療法などを駆使しよう

〈OT 5 か条〉
1. ADL・IADL の実施状況を評価・介入し，生活機能向上につなげよう
2. 生活行為に活かせる身体機能 / 操作機能の改善・獲得に取り組もう
3. 認知・行為，心理的側面を包括的に捉え，その人らしい生活の実現を援助しよう
4. 自助具や福祉用具を駆使し，対象者を取り巻く環境を調整することで生活機能を充実させよう
5. 地域生活の拡大・充実（再建）に向けて個別性のある支援を行おう

〈ST 5 か条〉
1. コミュニケーション機能の改善をはかり，意思疎通の向上に努めよう
2. 生活の場でコミュニケーション環境の調整を行い，社会参加を促そう
3. 摂食嚥下機能を高め，経口摂取を目指そう
4. その人らしい食のあり方を提案し，安全で安心な食事のあり方を提示しよう
5. 高次脳機能障害を評価し，生活の再構築に向けた介入をしよう

表 1-10 セラピスト 10 か条 第 2 版（2018 年）

| | |
|---|---|
| ①**リハビリテーションマインド**をもって専門職の使命を果たそう | ⑥**カンファレンス**は，定期的に多職種で開催し，今後の方向性を多職種で検討・一致させよう |
| ②**心身機能**の改善を図ろう | ⑦**記録**や**情報伝達**は，多職種が理解できる内容，言葉で表現しよう |
| ③生活場面での **ADL 向上**を促進しよう | ⑧病棟や在宅で介護を担う**家族**や**介護者**とともに，ケア方法を検討しよう |
| ④ ADL の獲得に向けて適切な**装具・車いす・福祉用具**を導入しよう | ⑨退院に向けての**環境調整**は，過不足なく行い，地域スタッフにつないでいこう |
| ⑤患者の行動と疾病の危険徴候を見逃さず，**事故**や**感染**を予防しよう | ⑩患者に寄り添い，その人らしい**社会参加**を支援しよう |

（表 1-9，表 1-10 参考：回復期リハビリテーション病棟協会で策定された PT・OT・ST5 か条）

http://www.rehabili.jp/organization/occupation.html，2020 年 1 月 1 日現在

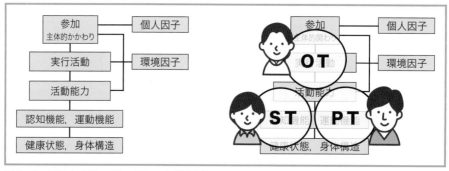

図 1-4 ICF と PT・OT・ST の専門領域
ICF（第 2 章参照）の構成因子を，参加を上に移動し，下から「健康状態」「機能」「活動」の順に並び替えたもの。右は，そこに PT，OT，ST を主な専門領域の上に記した。

### 3）3 職種の関係と分業と協業

　これまで，運動については理学療法士と作業療法士が，認知については作業療法士と言語聴覚士が，領域が重なっていることが認識されてきましたが，5 か条の説明から，理学療法士と言語聴覚士はより機能に，作業療法士はより活動，参加に，専門性の軸があることが示されました（**図 1-4**）。とくに作業療法は，「人々の健康と幸福を促進するために，医療，保健，福祉，教育，職業などの領域で行われる，作業に焦点を当てた治療，指導，援助である」（日本作業療法士協会 HP より引用）と示され，包括的に人にかかわることに専門性があることが協調されています。

　認知機能の領域について，作業療法士と言語聴覚士のよりよい協業や分業が求められています。言語聴覚士は，コミュニケーションにかかわる機能障害を評価，アプローチする専門職として，認知機能に責任をもってかかわっていくことが求められているといえます。

## 4．言語聴覚士の課題と可能性

### 1）言語聴覚士の課題は何か

　ここまで，言語聴覚士の仕事と言語聴覚士をめぐる社会状況について考えてきました。本書では，

これらの状況から言語聴覚士の課題をとらえ，解決に向けた議論を進めていきたいと考えています。

とくに，学校ではあまり学ぶ機会が多くはないが，現場では強く必要となる問題について，解説していくことを目的とします（**表1-11**）。以下，それぞれの課題を概説します。

## 2）全人的に対象者をとらえること

患者さんの全体像をとらえられる力を身につけましょう。必要な情報を効率よく収集し，障害のあるその人全体をみることができるようになりましょう。そのために，本書では ICF（国際生活機能分類）を用いて考ていきます。ICF は患者さんの全体像をとらえるうえで，また多職種連携のツールとしても，大変有用です。第2章にて，ICF を用いた全体像の理解について説明します。

また，全体像を理解するための重要な視点として，健康状態の理解につながる疾病の知識と疾病ごとの長期経過の特徴について，第3章「疾病の理解」で説明します。

さらに，全体像を理解するために必要な運動と ADL の理解について，第7章「運動の理解」，第8章「ADL の理解」で説明します。言語聴覚士は運動や ADL については専門ではなく，つい情報が漏れてしまうこともありますが，生活・人生の支援を行っていくためには，これらについて基本的に理解をしておくことが大切です。

## 3）認知機能を評価すること

言語聴覚士の臨床において，認知機能をとらえることは，全体像を描くためにも大変重要です。しかし一方では認知機能の理解は難しく，とらえ方も言語聴覚士によって異なり，多職種とのチームアプローチのつまずきとなることが少なくありません。

今後，地域には脳卒中後遺症患者さん，進行性神経疾患患者さん，認知症患者さんなどが増えていくことが想定されます。それぞれの患者さんの認知機能の重症度によって，本人，家族の抱える課題は大きく異なり，言語聴覚士のかかわり方も異なっていきます。言語聴覚士の役割は，本人や家族，多職種スタッフに対して，認知機能をわかりやすく説明し，生活への影響を伝えていくことです（**表1-12**）。本書では，これからの時代に求められる認知機能のとらえ方を考え，言語聴覚士の果たす役割について考えます。

また，認知機能を軸に，コミュニケーション障害をどうとらえ，どのようにかかわるかについて，第5章「コミュニケーションの理解」で説明します。

## 4）多様な嚥下ニーズに応えること

嚥下障害は，多要因で生じ，症状も多彩です。脳損傷，進行性変性疾患，その他の種々の疾患で生じ，その症状は，口腔咽頭機能低下，意識障害，認知機能低下，体力低下，内科系疾患等により

表1-11 本書のおもな構成

| ①全人的に対象者を<br>とらえること | 第2章，第3章，<br>第7章，第8章 |
| --- | --- |
| ②認知機能を<br>評価すること | 第4章，第5章 |
| ③多様な嚥下ニーズに<br>応えること | 第6章 |
| ④参加の支援を<br>行うこと | 第9章 |

表1-12 これからの時代に求められる認知機能評価

- 難しい用語やわかりにくい数値を用いずに伝える
- 「どのくらい自分のことを自分で行えるのか」「どのくらい自分のことを自分で決められるのか」を伝えられる
- 具体的に，「何ができて何ができないのか」を伝える
- どのような援助をどのようなときに行うといいのかなど，支援につながる情報を発信する

多様な様相を呈します。言語聴覚士は改善する事例に対応するだけでなく，徐々に低下していく事例にかかわり，そのときどきの援助を行うこともあります。

言語聴覚士の働く場所や対象者層が多様化するに従い，嚥下障害への高い対応力が求められるようになりましたが，養成校の教育だけですぐに対応することが難しく，どのように実力を磨いていくのかについては課題があるといえます。重要な視点を身につけ効率的に経験を積み，実力を向上させる必要があります。ポイントを第6章「嚥下障害の理解」で示します。

## 5）参加の支援を行うこと

経験の浅い言語聴覚士の対象者へのかかわりは，機能・能力障害のリハビリテーションに偏ってしまうことが多く，生活を見据え，参加を支援することまでは難しいことが多いようです。そもそも，そのようなかかわりが必要であることを正しく理解できていない人もいるかもしれません。

ここまで示してきたように，これからの時代，現場の言語聴覚士に求められるのは，目の前にいる，障害を抱えたまま残りの人生を生きていく多くの人々に，実質的な援助を行っていくことです。もし，これまであまり参加について考えてこなかったという人は，ぜひじっくりと参加を支援することの意味を考えてみてください。第2章「全体像の理解」のICFの概説にて，また参加については，第9章「参加の理解」において考えていきます。

## 6）訪問小児の見方について

オプションとして，「訪問における小児の見方」を掲載します。

昨今，病院で成人言語聴覚士の臨床経験を積んだ後，訪問STを開始する人が増えていますが，小児の臨床の経験をもっておらず，戸惑うことが多い状況となっています。現場で求められるニーズに応えるために，訪問で初めて小児STリハビリテーションを受けもつ言語聴覚士が，心得ておくべき視点を記しておきます。

## 7）言語聴覚士の可能性

少子高齢化が進み，国家財政の見通しも厳しいなか，医療福祉制度の行く末は予断を許さない状況にあります。当然のことながら，リハビリテーションにも厳しい目が向けられ，提供しているサービスが本当に役に立っているのか，意味があるのか，患者さんに納得してもらっているのか，われわれは向き合っていかなければなりません。

一方，言語聴覚士のリハビリテーションには，大きな可能性があります。コミュニケーションと食事という，人間にとってきわめて重要な2つのADLは，これからの時代，いっそう重要度を増していくでしょう。言語聴覚士は，さまざまな社会貢献の可能性をもった専門職です。まじめに取り組み，積み重ねた経験が，実力につながっていく，大いにやりがいのある仕事です。

そのために，「臨床実践力」を磨いていくことが必要です。患者さんとの会話をただのおしゃべりにせず，評価と情報収集につなげ，体系立てた理解につなげる視点を身につけることで，対象者の機能，活動，参加をとらえることができ，援助方法をみつけられる可能性があるのです。

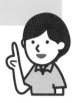

# 第2章

# 全体像の理解

本章では，患者さんの全体像をとらえるために，ICF を用いて理解を深めます。ICF は，障害を機能，活動，参加の3つの側面でとらえ，そこに影響を与える環境因子，個人因子，健康状態の合計6要因が相互に影響し合うことを想定したモデルです。これらの因子を総合的にとらえることで，全体像の理解につなげることができます。ICF を用いて，全体像をどのように言語聴覚士のかかわりにつなげるのかを，考えます。

## 1．ICF の理解

### 1）ICF の基本構造

2001 年，WHO で採択された ICF（国際生活機能分類，International Classification of Functioning, Disability and Health）は，人類の歴史において人権に対する意識の高まりのなかから生まれてきた，といわれています。障害がある人もない人も，同じようにその人らしく生きていく権利を保障し，支援していくための生活機能のとらえ方を示しています。

ICF は，障害を「機能」「活動」「参加」の3側面からとらえ，3つを総合して生活機能モデルととらえます。さらに関連因子である「健康状態」「環境因子」「個人因子」を加え，それらの相互関係でその人の状態を理解しようとします（**表2-1**，**図2-1**）。

### 2）具体事例で考える

それでは，具体的な事例を用いて ICF を使用してみましょう。ここでは大まかな全体像をとらえることを目標にするため，詳細な検査結果などは載せず，各障害の重症度を記載しています。

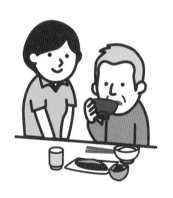

#### ①事例

A さんは，65 歳の男性です。2 カ月前に脳梗塞を発症して，回復期リハビリテーション病棟に入院しています。もともと高血圧症があります。A さんは今回の発症で，機能障害として，中等度左片麻痺，注意障害，病識不十分，中等度左半側空間無視，軽度

表 2-1　ICF を構成する6つの要因

| 機能 | 生活機能 | 心身機能・構造，活動，参加の3つを合わせた総合的な状態。 |
|---|---|---|
| | 心身機能・構造 | 心身機能および身体構造。運動機能と認知機能を含む。 |
| 活動 | | 生活上の目的をもった動作。ADL，コミュニケーション，IADL<sup>注）</sup>，職業上の行為，趣味等。 |
| 参加 | | 社会や家庭のさまざまな状況のなかで，役割を果たし，その人らしくあること。 |
| 健康状態 | | 病気や傷害，妊娠，高齢などの状況。 |
| 環境因子 | | 人を取り囲む環境。物的な環境，人的な環境，社会的な環境に大別される。 |
| 個人因子 | | 年齢，性別，生活歴，価値観など，その人固有の特性。 |

注）IADL は，p.95 を参照。

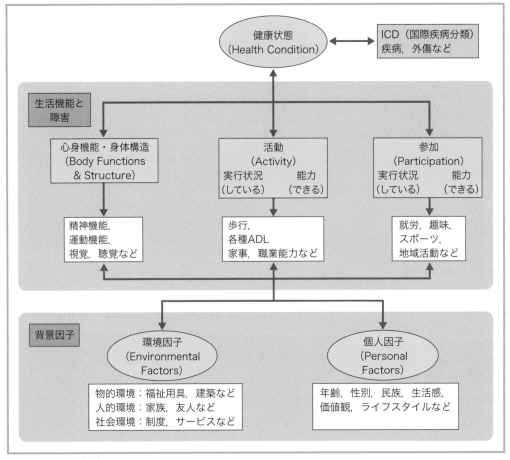

図 2-1　ICF の概念　　　　　　　　　　(及川恵美子：ICF の現状と課題，リハビリナース，14 巻 1 号，75，2021)

構音障害，嚥下障害を認めています。現在，屋内 ADL・歩行は介助が必要な状態で，不注意のため転倒リスクを認めます。軽度の構音障害を認めますが，簡単な日常会話は可能です。食事は嚥下調整食を自力で摂取しています。

　A さんは，一戸建ての持ち家に，妻と長男夫婦と同居しており，妻はパート勤務をしています。家族関係は良好で，A さんの自宅退院を望んでいます。A さんは，頑固で意思が強く，陽気な性格です。60 歳まで商社に勤務した後，嘱託として働いていましたが，今後の復職は困難であると想定されます。経済的には A さんが復職しなくても生活が可能です。趣味はゴルフと旅行，カラオケ，孫と遊ぶこと。本人の希望は，復職したい，ゴルフやカラオケがやりたい，ということです。妻は A さんの ADL が自立し，留守番ができるようになってくれることを望んでいます。

② A さんの問題点

　ICF でまとめた情報から，A さんの全体像をまとめてみましょう（図 2-2）。

　ア）2 カ月前の脳梗塞により，左片麻痺と認知機能低下出現し，ADL に介助が必要

　イ）ろれつが回らないなどの構音障害を認めるが，日常会話は何とか可能

　ウ）嚥下障害を認める，嚥下調整食を自力摂取している

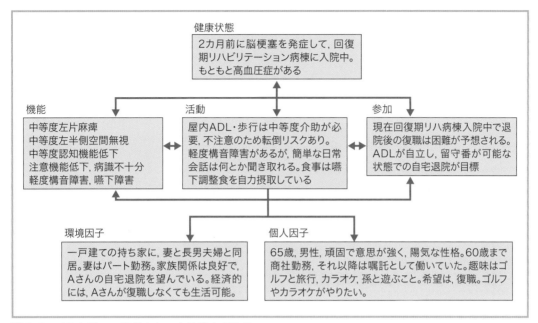

図2-2　ICFを用いて患者さんの全体像を考える

　エ）復職は難しそうだが，家族関係は良好で経済的には問題ない

　オ）ADLが自立すれば，自宅退院は見込める

　カ）退院後の参加支援は趣味活動がどの程度可能か

　ここで，今後の見通しを立てるために重要になるのが，予後予測です。Aさんの場合，65歳で初発，現在の状態は重度でないことから，「今後の回復が期待できる」という予測が立ちます。また，家族状況を含む環境因子や，本人の希望を含む個人因子を統合して考えていくことが必要です。目標の一例としては，「屋内ADL自立，構音障害の明瞭度改善，常食摂取し，留守番が可能な状態で自宅退院する」などが考えられ，「好きなカラオケを楽しむ，孫と遊ぶ」という本人の希望についても，参加を検討すれば目指すことが可能です。このように，先を見通した目標設定は経験が浅い言語聴覚士には難しいと思いますが，医師の判断を仰いだり，チームで議論を行ったりすることで，少しずつ見通しが立つようになります。

③言語聴覚士としての目標

　全体像をとらえ，予後予測を行ったうえで，言語聴覚士の立場からAさんの問題点を考えてみましょう。

　まず機能障害としては，中等度認知機能低下，中等度左半側空間無視，注意障害，病識不十分，軽度構音障害，嚥下障害，があります。認知機能の問題は，嚥下，構音，ADLに影響を与えていることが推測されます。また，構音障害と注意障害がコミュニケーションに影響を与えていることも推測されます。

　言語聴覚士としては，食形態のレベルアップ，発話明瞭度の向上を目的にアプローチしていくことになります。ただ，A

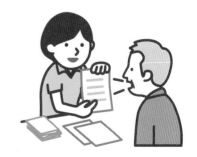

さんの場合，退院先，退院時期の決め手になるのは，ADL の自立が条件になる可能性が高いです。食形態の向上に優先的にかかわり，その後は排泄や歩行の様子をみながら，構音リハビリテーションを継続します。家族や家屋の情報を入手し，退院後にカラオケを楽しんだり，孫と遊んだりできるかどうか，を確認していきます。

④ ICF を用いる利点

　1 人の患者さんについて，ICF を用いて全体像をイメージしながら，言語聴覚士としてどうアプローチしていくのがいいのかを考えます。全体像を考えることにより，その人の生活上の優先順位を考えたり，退院までの時間を予測したりすることで，言語聴覚士としてのかかわりを，自信をもって行うことが可能となります。また，食事や構音の状態を適切な時期に他職種や家族に情報発信したり，環境因子，個人因子の情報を適切に収集したりすることができ，チームアプローチにも貢献できます。

## 2．参加を考えるための環境因子

### 1）環境因子とは何か

　ICF で導入された背景因子のうち，外的要因とされるのが環境因子です。環境因子は，通常は物的環境，人的環境，社会的環境の 3 つに分けることができます。

　言語聴覚士が環境因子を考える場合，コミュニケーションに必要な環境因子と食事に必要な環境因子に分けて考えてみると，大まかには表 2-2 のようなものが考えられます。

　以下，言語聴覚士の環境因子の活用について，コミュニケーションと食事に分けて示します。

### 2）コミュニケーションに必要な環境因子 （表 2-3）

　コミュニケーションのリハビリテーションに環境因子を活用すると，かかわり方の視点や目標を新たな方向に転換することにつながり，思わぬ効果を引き起こすことがあります。とくに，機能回復がみられにくくなってきた時期に，物品を使用したり，コミュニケーションの対象を広げたりすることは，活動状況を変化させることにつながります。機能回復に固執している人の気持ちが変化

表 2-2　環境因子をコミュニケーションと食事に分けて考えてみる

| 物的環境 | 活動に使用する物品や活動を行う環境 | コミュニケーション | ●代償手段の活用に用いるもの<br>●生活のなかでコミュニケーションを援助する物品<br>●生活や趣味活動にかかわるもの |
| | | 食事 | ●食事をとる環境，使用する物品<br>●調理する環境 |
| 人的環境 | かかわる人々とその関係理解・態度 | コミュニケーション | ●家族・親族・友人・同僚・隣人等の有無<br>●これらの人々との関係性<br>●コミュニケーションパートナーとのコミュニケーション機会，コミュニケーション理解と協力度，スキル |
| | | 食事 | ●食事を作る人，食事介助をする人<br>●食事状態を管理する人（リスク，経済面等） |
| 社会的環境 | 医療・福祉制度，施策地域の施設，イベント等 | コミュニケーション・食事 | ●医療保険・介護保険における言語聴覚療法提供サービス体制<br>●地域コミュニティの利用できる施設，イベント<br>●ボランティアの状況等 |

表2-3 コミュニケーションにかかわる環境因子

| | |
|---|---|
| 物的環境  | **代償手段に活用できるもの**<br>コミュニケーションノート，コミュニケーションボード，指でんわ，その他コミュニケーション関連アプリ等<br>**生活のなかでコミュニケーションを援助する物品**<br>メモ帳，カレンダー，新聞，アルバム，本，テレビ，ラジオ，呼び鈴，その他<br>**生活や趣味活動にかかわるもの**<br>ペット，園芸，音楽，囲碁，将棋，絵画，習字，手芸，その他 |
| 人的環境  | **コミュニケーションにかかわる人々**<br>家族・親族・友人・同僚・隣人等の有無<br>**コミュニケーションにかかわる人々の理解**<br>関係性，コミュニケーション頻度，コミュニケーションパートナーとしてのスキル，理解度，協力度<br>**生活を支援する人々**<br>家族，友人，ヘルパー，ボランティア |
| 社会的環境 | **制度**<br>医療保険・介護保険における言語聴覚療法提供サービス体制，意思疎通支援制度，会話パートナー派遣，コミュニケーション機器貸与制度<br>**地域施設，イベント等**<br>図書館，公民館，失語症友の会，地域における種々の活動やイベント等 |

したり，モチベーションにつながったりすることが期待できます。

　また，参加の拡大を考えていく場合には，環境因子はきわめて重要です。地域に利用できる施設があるか，本人が興味をもてるイベントがあるか，などの視点をもっていることが重要になります。「使える環境因子を，十分に用いているか」という視点をもっていることが大切です。見落としていることがないように，確認する習慣をつけるようにしたいものです。

①物的環境因子

　コミュニケーション代償手段に使用する物品として，コミュニケーションノートやコミュニケーションボード，筆談用のメモ帳，指差し用の50音表，電子メールや電話を使うためのスマートフォン，コミュニケーションアプリ等があります。また，予定の管理や記憶の援助になるツールとして，メモ帳，スケジュール帳，カレンダー，予定表などがあります。話題の共有や会話のきっかけづくりに，新聞，アルバム，本，雑誌，テレビ，ラジオなども，使用することがあります。

　訪問STでは，自宅にあるものを利用して，リハビリテーションを組み立てることがあります。たとえば，ペット，園芸，音楽，囲碁，将棋，絵画，習字など，その人の生活にかかわるものから，その人が「やってみよう」と思う活動や参加の形がみつかる場合もあります。庭で花を育てる，好きなスポーツ観戦のための番組の調査や予定管理など，意欲的に取り組めることがみつかることもあります。

　地域にある店，公園，美術館，駅などが，活動や参加を提案していく手がかりになることもあります。地域のイベントを把握しておくことで，「行ってみようか」という気持ちを引き出せることもあります。

②人的環境因子の利用

　コミュニケーションの相手は，きわめて重要な環境因子となります。コミュニケーションをとる人の範囲，それらの人々との関係性，コミュニケーション機会，失語症に対する理解度や協力度，

コミュニケーションパートナーとしてのスキルなどに関心をもち，情報を得ます。

　日常的に一緒にいる家族のコミュニケーションスキルが向上することもとても重要です。また，生活のなかでコミュニケーションの対象が広がる可能性があります。たとえば，お孫さんの面倒をみる時間がある，近所のお年寄りがお茶を飲みに遊びに来るなどの状況があれば，「一緒に絵本を読んでみましょう」「メモを用意して，近況を伝え合いましょう」などと提案していくことができるかもしれません。

　その人の生活をイメージし，コミュニケーションの状況を推測する力をつけましょう。コミュニケーションの機会をつくることが，患者さんの状況を変化させる可能性があります。楽しみや希望をもってもらえるリハビリテーションにつなげていくことができます。

③社会的環境因子の利用

　社会的な環境とは，1つには医療・福祉制度や施策による言語聴覚療法提供サービス体制，意思疎通支援制度，活動支援ボランティア制度などが含まれます。また，地域におけるさまざまな催し物が行われる施設や，地域活動なども含まれます。図書館，公民館などでは，サークル活動や講演会，催し物などが行われることがあります。また，失語症友の会や患者会への参加を呼び掛けてみることもあります。

　地域にある店，公園，美術館，駅なども，活動や参加を提案するための環境因子になります。コンサート，展覧会などの，地域のイベントを把握しておくことも大切です。

## 3）食事に必要な環境因子（表2-4）

　毎日の食事には場所や道具が必要であり，物的環境因子を整えることは食事状態を改善させるために，必須事項となります。食事をとる場所があり，いすや机などの家具，食べるための食具や食器を用いて食事を行います。また，調理するための場所や器具が必要です。

　また，食事が自立していない人にとっては，食事をつくってくれる人，食べさせてくれる人の存在が必要です。その場合，リスクや食事状態，食品調整製品にかかわるコスト等を把握するなど，

表2-4　食事にかかわる環境因子

| | |
|---|---|
| 物的環境 | ●家具：いす・車いす（標準型・ティルト型）<br>　　　　机・ベッド（2モーター・3モーター）・姿勢調整用クッション<br>●食具：箸・スプーン・フォーク・ナイフ<br>●食器：茶碗・皿・コップ・吸いのみ・ストロー付きコップなど<br>　　　　※自助具の必要性<br>●食品調整製品：嚥下食・増粘剤など<br>●調理道具：電子レンジ・フードプロセッサー・炊飯器・圧力鍋など<br>●情報：パンフレット・チラシ<br>●リスク管理：吸引器・酸素 |
| 人的環境 | ●支援者（家族・親族・友人・地域住民・店員・スタッフ等）の有無<br>●支援者との関係性・協力度・介入機会<br>●支援者の理解・技術 |
| 社会的環境 | ●医療保険・介護保険における各種サービス提供体制<br>●ボランティア体制<br>●地域コミュニティにおける会食の機会，支援体制<br>●配食サービス<br>●製品配送サービス |

食事全体を管理する人が必要になります。

　食事へのアプローチは，本人へのアプローチと同等あるいはそれ以上に，環境因子へのアプローチの重要性が高くなります。とらえておくべき視点を身につけておきましょう。

①物的環境因子

　食事をとる環境として，いす，机，ベッド，姿勢調整用のクッションなどがあります。食具として箸，スプーン，フォークがあり，使いやすく工夫されたものを知っておく必要があります。食器として，皿，茶碗，またそれらをすべりにくくするシート，吸い飲み，ストロー付きコップなどがあります。

　また，調理を楽にする電子レンジ，フードプロセッサーなどの調理器具，増粘剤などの調整製品などについて知識をもち，提案していくことが必要です。

②人的環境因子の利用

　調理や食事動作が自立していない場合，それらを行ってくれる人は，重要な環境因子になります。調理を行う人は家族のほか，ヘルパーなどの場合があり，あるいは配食サービスを利用する場合もあります。食事介助をする人は，食事介助スキルがどの程度か，ということに加えて，摂取量やリスク等についても把握し，食事能力の低下や異変に気づくことのできる管理能力があるかどうかが重要です。調整食品や調整製品を利用する場合はコストがかかるので，これらを管理する力を評価しておくことも必要です。

③社会的環境因子の利用

　食事にかかわる援助サービスとして，調理，食事介助のためのヘルパー派遣，配食サービスなどがあります。生活に援助が必要な場合，種々のサービスを用いることで家族の負担を軽減し，在宅生活を安定，継続させることが可能になります。

## 3．参加を考えるための個人因子

### 1）個人因子とは何か

　環境因子と並ぶもう1つの背景因子で，内的要因とされるのが個人因子です。個人因子は，「その人固有の特徴」であるといわれています。具体的には，年齢，性別，民族，生活歴，価値観，ライフスタイル等の例があげられています。個人因子の全容は示されているとはいえず，明確な分類は将来の課題になっています。

　しかし，個人因子を知ることの本質は，「その人そのものを理解する」ことにあります。その人らしく生きていくことを支援するリハビリテーションの根幹に位置し，もっとも重要でより活用されていくべき因子だということを，理解しておくことが必要です。

　ここで，個人因子をじっくりながめてみることにしましょう。個人因子は**表2-5**のような構成になっています。すなわち，①生年，性別，国籍，容姿や体の大きさ，気質などもって生まれた特性，②それぞれが置かれた状況のなかで得た経験，生育歴，家族歴，教育歴，職歴など，③その結果培われたその人なりの性格，考え方，価値観，ライフスタイル，そして趣味，特技など。つまり人はそれぞれの特徴をもって生まれてきて，それぞれ固有の環境で育ち，それぞれの個性ができあ

表2-5　個人因子

①生得因子（もって生まれた特性）
　生年（年齢），性別，民族，国籍，容姿，体の大きさ，気質など

②経験因子（生まれ育った環境での経験）
　両親，家族，国，地域，学校，職業などによって得た経験
　家庭環境，家族構成，果たした役割

③形成因子（これまでの人生で培われた特性）
　性格，習慣，興味，ライフスタイル，態度，行動様式
　困難への対処方法，価値観，信条，趣味，特技

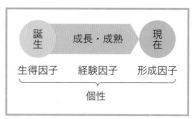

図2-3　個性と個人因子

がるのであり，それらの総体が個人因子であると考えられます（**図2-3**）。

　人はそもそも，その人の考え，価値観，興味をもって生きており，自分がしたいと思うこと，自分が慣れ親しんだもの，得意なことをすることで，自分らしさを発揮し楽しいと思い，生活していくことができます。リハビリテーションを考えるときに，「その人らしさ」に立ち返り，そこを土台として組み立てることは，リハビリテーションの基本として考えておくべきことだといえます。

## 2）個人因子は認知活動に大きくかかわる

　何かを考えたり決めたり行動したりするときに，「その人らしさ」にかかわらずに行われることは，ありえないといえるでしょう。認知機能には，個人因子が深く関与していることがわかります。

　認知機能や言語機能の評価やアプローチを行う際に，個人因子を切り離して行おうとするより，個人因子を活用して進めることが，患者さんの理解につながります。認知的な活動は，その人のやり方でしか働かないのです。認知機能を評価し，改善に向けてアプローチするときにも，個人因子を含めた全体を理解したうえで進めることで，効果が期待できます。

## 3）個人因子をSTリハビリテーションにいかす

①知識，特技を生かす

　花の名前をたくさん言える，勤めていた工場の作業工程をよく覚えている，など重度の認知症患者さんでも，慣れ親しんだ昔の習慣や興味に関する知識が残っていることはよくあります。

　昔のことを思い出すこと自体が脳を活性化することもありますが，思い出しやすいことを思い出すことは，思い出せないことが多くなってる人にとって，楽しく感じられ，自信につながる効果もあります。

　失語症の患者さんに呼称練習を行うとき，その人にとっての使用頻度が高い言葉（高親密度語）を用いることで，難易度を下げることができます。その人の使用頻度の高い語や文を用いて練習することは，実用的で効果的なリハビリテーションを行うことにつながり，意欲を高めることにもつながります。

②その人を理解することでやる気を引き出す

　その人の人となりを知ることは，すべてのかかわりに影響します。ちょっとした話しかけの際に，その人の出身地や職業を知っていることで，話題が広がったり対応を配慮したりすることができます。会話の導入の際，出身地を聞き，その土地の名所などについて話すことで，心を開いてもらえることがあります。

　慎重で心配性な人の場合，課題はあまり難しくし過ぎず，しっかり達成できるように援助することが必要ですが，多少失敗しても気にならない人であれば，難易度を上げて挑戦してみることも考えられます。

　その人に興味をもつことが，関係性に影響を与えていきます。患者さんに，「自分に興味をもってくれている」「自分を理解しようとしてくれている」と感じてもらうことには大きな意味があります。信頼関係の構築にもつながります。認知症が進行し，発動性が下がっている元医師の患者さんに，「先生，患者さんが待っていますよ」と声をかけたところ，「そうですか，じゃあ行きましょう」と自ら立ち上がろうとしたということもあります。

# 4．ICF を活用した言語聴覚士アプローチの考え方

## 1）ICF モデルを用いたアプローチのとらえ方

　図2-1 に示したように，ICF の6因子は相互の矢印で結ばれており，お互いに作用し合う関係にあります。リハビリテーションの局面によっては，因子間の関連には特徴が現れ，影響を与える因子と影響を与えられる因子の関係が入れ替わることもあります。そのことを理解し，いま自分が行っているアプローチはどの因子からどの因子に矢印を向けたアプローチなのかを考えておくことは，リハビリテーションを組み立てていくうえで，とても重要です。

## 2）機能回復からの好循環 （図2-4）

　発症直後の機能回復が大いに期待できる時期には，「機能回復→活動向上→参加拡大」という右向きの矢印が大きく働きます。

　発症直後の脳卒中の患者さんであれば，運動機能や認知機能の回復の可能性が高く，これを促進していくことで活動能力が向上し，その結果その人の参加形態が拡大していくことになります。たとえば，右片麻痺と失語症を生じていたため，ADL とコミュニケーションが損なわれ，復職のめどが立たなかった人が，麻痺や失語症が改善し，その結果 ADL や歩行が自立し，コミュニケーションも可能になったため，復職を果たすことができた，という事例の場合です。

　また，この時期に留意しておきたいことは「できる活動」を「している活動」に変えていく必要

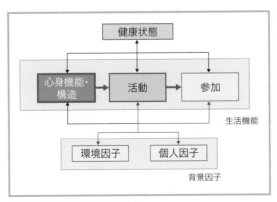

図 2-4　機能からの好循環

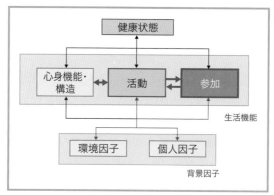

図 2-5　参加からの好循環

があるということです。たとえば，リハビリテーション室で歩行が可能になっても，病棟では車い
すを使用して移動している場合，病棟歩行を開始し生活のなかでも歩行を取り入れていくことで，
歩行機会を増やし，退院後の実生活の準備につなげていくことができます。

　同様のことが言語聴覚士のリハビリテーションにも当てはまります。個室で言語聴覚士と 1 対 1
であれば言葉が出やすくコミュニケーションが成立できても，生活のなかでは活用できていないこ
とがあります。「できるコミュニケーション」を「しているコミュニケーション」にするには，病
棟の看護師さんや家族とのやり取りを拡大しなければなりません。

　できる活動をしている活動にしていくために，環境因子や個人因子に配慮したり積極的に活用し
たりすることがとても大切になります。

### 3）参加向上からの好循環（図2-5）

　リハビリテーション効果を上げるためには，必ずしも機能回復が必要なわけではありません。参
加が拡大したことにより好循環が起きることは，リハビリテーションでしばしば経験します。ずっ
と引きこもっていた失語症患者さんが勇気を出して失語症友の会に参加したことで，思わぬ楽しい
経験をすることができ，少しでも声を出そうと努力する様子がみられたり，次回も参加するために
スケジュール管理を行うようになったりするなど，生活や活動に変化を及ぼすことがあります。な
かには，参加がきっかけで，ここまでかと思われていた機能が回復することもあります。

### 4）リハビリテーション支援のツールとしてのICF

　本章では，言語聴覚士がリハビリテーションを進めるうえで，ICF を利用して患者さんの全体像
理解につなげる考え方を示しました。ICF は職種を越えて用いられているために，多職種連携の
ツールとしても有用です。ICF を理解することで，自らのリハビリテーション支援技術を高め，言
語聴覚士としての力を発揮できるのです。

# 第3章

# 疾患と経過の理解

患者さんの高齢化により，臨床ではさまざまな疾患にかかわる機会が増えています。医療のスタイルも，専門職集団によるチーム医療が主流となり，あらゆる職種が疾患に対する知識を兼ね備えたうえでリハビリテーションを実施しなくてはなりません。
本章では言語聴覚療法や摂食機能療法の実施にあたり関連することの多い疾患について解説し，理解を深めていきます。

##  疾患を理解する必要性

　近年，患者さんの高齢化が進み，さまざまな疾患を併存したリスクの高い患者さんにかかわる機会が増えています。そのため，われわれは養成校で学んできた言語聴覚士としての専門的な知識のみではなく，疾患に対する知識も備えたうえで，リハビリテーションを実施することが求められます。
　そこで，本章では言語聴覚療法や摂食機能療法を実施するうえで，比較的かかわることが多い疾患について解説していきます。

##  言語聴覚士の対象となる疾患の整理

　所属する組織の特徴によって，言語聴覚士の対象となる疾患は異なります。言語聴覚士が理解しておくべき主な疾患として，本章では以下の6つの疾患を取り上げて説明します。

| | |
|---|---|
| 1．脳損傷 | 4．廃用症候群 |
| 2．進行性疾患 | 5．慢性閉塞性肺疾患 |
| 3．認知症 | 6．悪性腫瘍 |

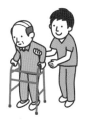
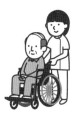

### 1．脳損傷

　本章では脳損傷を大きく6種類に分類しました（**表3-1**）。脳損傷のなかでも脳卒中は臨床でかかわることの多い疾患です。

#### 1）脳卒中の種類と特徴
　脳卒中は種類によって前駆症状や発症状況などの特徴が異なります。また，治療方法によって禁忌事項も異なるため，実施できるアプローチが違ってきます。そのため，対象者の脳卒中の種類と，実施された治療を把握しておくことが重要です（**表3-2**）。
　脳卒中の種類別出現頻度を**図3-1**-①に示します。脳梗塞が大多数を占め，次に脳出血が多いと

表3-1　脳損傷の種類

| | |
|---|---|
| ①脳卒中<br>　脳梗塞，脳出血，くも膜下出血，<br>　脳動脈奇形，一過性脳虚血発作<br>②外傷性脳損傷<br>　脳挫傷，硬膜下血腫，硬膜外血腫 | ③脳腫瘍<br>④脳膿瘍<br>⑤脳炎<br>⑥低酸素脳症<br><br>　　　　　　　　　　　など |

表3-2　各脳卒中の特徴

| | 脳梗塞（血栓） | 脳梗塞（塞栓） | 脳出血 | くも膜下出血 |
|---|---|---|---|---|
| 前駆症候 | めまい，ふらつき，頭重感 | 心房細動，不整脈 | 頭痛を訴えることがある | 頭痛，項部硬直 |
| 発症状況 | 睡眠中や安静時が多い<br>脱水傾向で血液粘稠度が高い時 | 血圧上昇時や心拍変動時が多い | 日中，活動時が多い | |
| 症候推移 | 数時間～1・2日 | 数分 | 急速 | 数分 |
| 意識障害 | 軽度か認めないこともある<br>部位によって昏睡例もある | 軽度ないしは出現しない | 多くは意識障害を伴う<br>部位によって昏睡例もある | 一過性の意識障害<br>出血量によっては深昏睡 |
| 治療方法 | 血栓溶解療法　血栓回収療法<br>抗血小板療法　抗凝固療法<br>抗脳浮腫療法　開頭外減圧療法 | | 内科的治療：呼吸・血圧管理<br>　　　　　　輸液　抗脳浮腫薬<br>外科的治療：血腫除去術<br>　　　　　　脳室ドレナージ | |

いう特徴があります。

　**図3-1**-②は，脳梗塞のなかでの出現頻度を表しています。「ラクナ梗塞」がもっとも多く，次に「心原性脳塞栓」，「アテローム血栓性梗塞」と続きますが，出現頻度に大きな差はありません。

　脳出血では「高血圧性脳出血」が大多数を占め，「高血圧」が脳出血の危険因子の1つであることがわかります（**図3-1**-③）。

## 2）病型別の初発神経症状

　脳卒中の病型別に，初発の神経症状の出現頻度を示します（**図3-2**）。神経症状は片麻痺や構音障害，意識障害，失語などの17項目です。

　「くも膜下出血以外」は片麻痺と構音障害が多く，「心原性脳塞栓」は意識障害，失語，半側無視が多い，「ラクナ梗塞」は感覚障害が多い，「くも膜下出血」は意識障害と頭痛が多いという結果になっています。脳卒中の病型により出現しやすい初発神経症状に違いがあり，これらの神経症状の新規出現に注意して取り組む必要があります。

　**図3-3**左のグラフは脳卒中の病型による入院後の進行の頻度，**図3-3**右は再発の頻度を示しています。入院後の進行の頻度は，平均14.7％が進行し，なかでも「アテローム血栓性梗塞」がもっとも多くなっています。入院後の再発の頻度は平均4.0％で，もっとも多いのは「アテローム血栓性塞栓」となっています。

　脳卒中の病態により，入院後の進行や再発の頻度が異なります。われわれは，対象者の脳卒中の病態について正しく理解し，適切なリスク管理のもとでリハビリテーションを実施する必要があります。

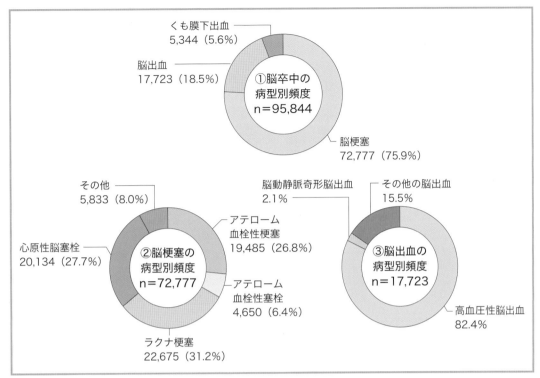

図 3-1　脳卒中，脳梗塞，脳出血の病型別頻度（数字は人数）
（小林祥泰編集，大櫛陽一解析：脳卒中データバンク 2015，p.19，中山書店，2015）

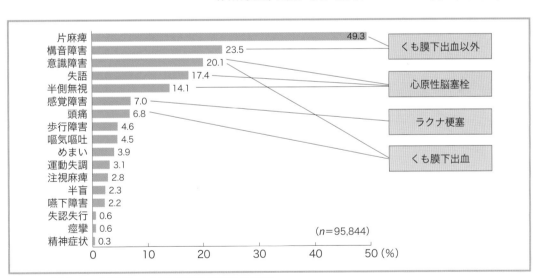

図 3-2　脳卒中の病型別における初発神経症状の頻度
（小林祥泰編集，大櫛陽一解析：脳卒中データバンク 2015，p.27，中山書店，2015）

## 3）発症後の状態

　脳卒中は，発症により全身状態は急速に低下しますが，脳の可塑性や虚血性ペナンブラの改善，遠隔機能不全の改善，血腫の吸収，脳浮腫の改善などにより，一定の自然回復が期待できます。

　回復のパターンは，急速に回復する場合と時間をかけて徐々に回復する場合があります（**図**

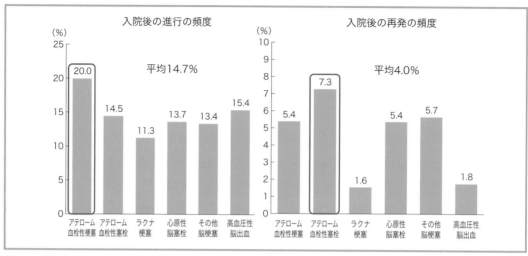

図 3-3 入院後の進行と再発における病型別の頻度

(小林祥泰編集，大櫛陽一解析：脳卒中データバンク 2015，p.41，中山書店，2015)

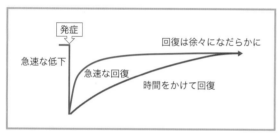

図 3-4 脳卒中発症後の状態の変化

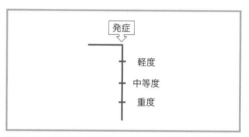

図 3-5 脳卒中発症時の ADL の個人差

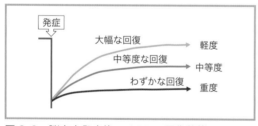

図 3-6 脳卒中発症後の ADL の回復状態

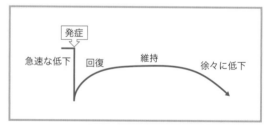

図 3-7 脳卒中発症後の ADL の経過

3-4）。脳卒中の回復は，どちらの場合も時間の経過とともに徐々になだらかとなります。

## 4）ADL

　脳卒中による ADL の低下は，脳損傷の部位や程度，発症時の年齢や ADL のレベルなどにより，発症時点で重症度に差が生じます（図3-5）。

　また，脳損傷の部位や程度，発症時の年齢や ADL のレベルなどにより，発症時の状態は同じでも，大幅に回復する場合や中等度に回復する場合，軽度な回復にとどまる場合など，ADL の回復状態に差があります（図3-6）。

　脳卒中を発症すると ADL は急速に低下します。その後，回復段階を経て徐々になだらかとなり，状態の維持期間を経て，最終的に低下していきます（図3-7）。このように脳卒中は，長期的には

廃用症候群の経過をたどるため，廃用症候群への対応も重要となります。

## ２．進行性疾患

### １）種類と特徴

　進行性疾患は医療的側面の強い疾患であるため，疾患に対する知識を備えておく必要があります。本章では進行性疾患を6種類に分類しました（**表3-3**）。

　各進行性疾患の特徴を「発声発語」「嚥下」「認知」「運動」の4項目で示しました（**表3-4**）。進行性疾患は，どのタイプも発声発語に障害が生じ，口頭言語での意思表出に制限が生じます。また，嚥下障害や運動障害もすべてのタイプで出現し，食事や日常生活にも制限が生じます。

　進行性疾患は，タイプによって多少の違いがありますが，認知機能も低下するといわれています。

### ２）経過

　進行性疾患に共通した特徴として，時間の経過とともに徐々にADLは低下していきます（**図3-8**）。ただし，疾患の種類によって，進行様式は異なります。筋萎縮性側索硬化症（ALS）や進行性核上性麻痺などの平均生存期間は2～10年といわれ，パーキンソン病は薬物治療の進歩により平均寿命と著変はないといわれています。脊髄小脳変性症は病型によっては突然死の可能性があるといわれています。

　疾患別に平均生存期間がデータとして出ていますが，あくまでも個人差があるということに留意する必要があります。

表3-3　進行性疾患の種類

①筋萎縮性側索硬化症（ALS）　⑤パーキンソン病（PD）
②脊髄小脳変性症（SCD）　　　⑥進行性核上性麻痺（PSP）
③多系統萎縮症（MSA）
④大脳基底核変性症（CBD）　　　　　　　　　　など

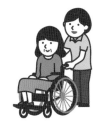

表3-4　各進行性疾患の特徴

| | 発声発語 | 嚥下 | 認知 | 運動 |
|---|---|---|---|---|
| 筋萎縮性側索硬化症（ALS） | 運動障害性構音障害　球麻痺型は初期に出現，上下肢型は後期に出現 | 低下 | 低下 | 筋力低下，筋萎縮で発症　徐々に進行し呼吸筋にも障害 |
| 脊髄小脳変性症（SCD） | 運動障害性構音障害 | 低下 | 低下 | 運動失調で発症 |
| 多系統萎縮症（MSA） | 運動障害性構音障害 | 低下 | 低下 | 小脳失調，パーキンソニズム，自律神経失調症，錐体路兆候 |
| 大脳基底核変性症（CBD） | 運動障害性構音障害 | 低下 | 低下 | 固縮が主な症状で非対称性に出現し，四肢に強い |
| パーキンソン病（PD） | 運動障害性構音障害 | 低下 | 低下 | 安静時振戦，固縮，無動，姿勢反射障害 |
| 進行性核上性麻痺（PSP） | 運動障害性構音障害 | 低下 | 低下 | 重度のバランス障害　眼球運動障害固縮は両側性に始まり，頸部や体幹に強い |

ALS（球型）：「歩けるが，ろれつが悪く，食事が食べられない」というように，コミュニケーションおよび食事から制限が生じはじめ，徐々に身体機能が低下しADLに制限が生じていくのが特徴です（図3-9）。

球型のなかでも，呼吸・発声発語機能の低下により口頭での意思表出に制限がより早く生じる場合と，嚥下機能の低下による食事の制限がより早く生じる場合とがあります。

ALS（上下肢型）：ALSの上下肢型は，「ADLは全介助だが，話せて，食事も食べられる」というように，身体機能の低下によりADLの制限が生じはじめ，コミュニケーションおよび食事に関することが徐々に低下していくのが特徴です（図3-10）。

上下肢型のなかでも，上肢機能から低下していく場合と，下肢の機能低下から進行する場合があり，タイプによって制限が生じるADLの内容が異なります。

パーキンソン病：重症度の経過は，「Hoehn & Yahr（ホーン・ヤール）の重症度分類」で表します。症状が進行するとADLは低下し，介助量が増加します（図3-11）。

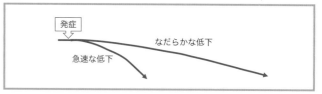

図3-8 進行性疾患のADLの変化

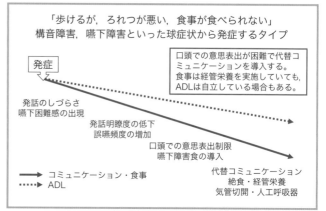

図3-9 ALS（球型）の経過の特徴

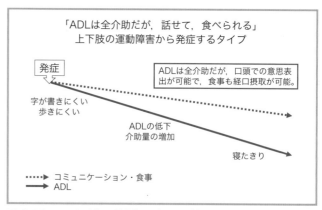

図3-10 ALS（上下肢型）の経過の特徴

パーキンソン病は，発話明瞭度の低下にあわせて，認知機能も低下するといわれており，意思の疎通に制限が生じます。

進行性核上性麻痺：初期から転倒しやすくなることが特徴です。姿勢保持障害に加えて，注意力や危険に対する理解力が低下するために，転倒を繰り返すことが多く，眼球運動障害も特徴的で，発症3年程度から上下方向の眼球運動障害が始まり，その後水平方向も障害されます（図3-12）。

進行性核上性麻痺の認知機能の低下の本質は，前頭葉の障害によるものと考えられています。そのため，無動や無言といった動作の開始障害や終了の障害（保続），把握反射，視覚性探索反応，模倣行動などの前頭葉徴候が初期から出現します。見当識障害や記銘力障害はあっても軽度のことが多いです。

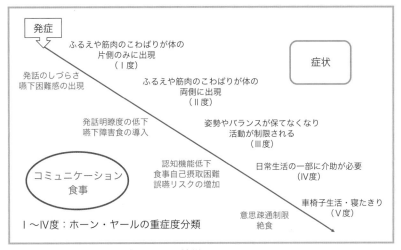

図 3-11　パーキンソン病の経過の特徴

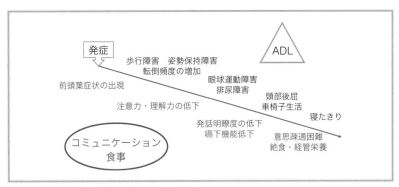

図 3-12　進行性核上性麻痺の経過の特徴

# ３．認知症

## １）種類と特徴

　認知症のタイプでもっとも多いのが，アルツハイマー型で 67.6％，次に脳血管型が 19.5％，レビー小体型は 4.3％，前頭側頭型は 1％程といわれています。これらの４つの認知症は「四大認知症」と呼ばれています（**図 3-13**）。

　それぞれのタイプによって症状や損傷部位が異なります（**表 3-5**）。アルツハイマー型は，海馬の萎縮によって記憶障害が生じることが特徴です。脳血管型は，脳血管障害により損傷された部位や大きさによって

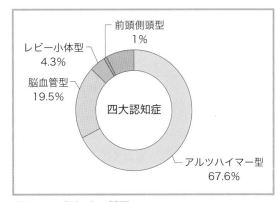

図 3-13　認知症の種類
（厚生労働科学研究費補助金 認知症対策総合研究事業「都市部における認知症有病率と認知症の生活機能障害への対応」平成 23 年度～平成 24 年度 総合研究報告書）

**27**

表3-5　各認知症の特徴

|  | 症状 | 損傷部位 |
|---|---|---|
| アルツハイマー型 | 記憶障害，見当識障害，徘徊 | 海馬，頭頂葉 |
| 脳血管型 | 脳の損傷部位や大きさによって症状が異なる | 脳内全体 |
| レビー小体型 | 初期症状に幻視や妄想，睡眠障害の訴えが多い | 後頭葉 |
| 前頭側頭型 | 人格変化，異常行動，発動性低下，遂行機能障害，言語理解障害 | 前頭葉，側頭葉 |

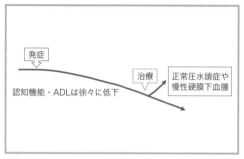

図3-14　認知症の経過の特徴

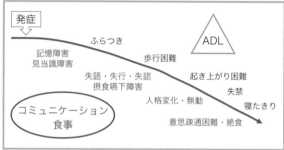

図3-15　アルツハイマー型の経過の特徴

出現する症状は異なります。レビー小体型は，初期の段階では記憶障害よりも幻視がみられることが特徴です。前頭側頭型は，前頭葉や側頭葉が損傷されることにより，人格変化や異常行動，言語理解障害などの症状がみられます。

### 2）経過

　認知症は，疾患の進行に伴い認知機能およびADLが徐々に低下していきます（**図3-14**）。しかし，正常圧水頭症や慢性硬膜下血腫は，治療により認知機能およびADLの改善が可能である認知症です。

　アルツハイマー型は，初期に記憶障害が出現し，その後徐々にコミュニケーションや食事，ADLが低下していきます（**図3-15**）。

　レビー小体型は，初期に幻視や睡眠障害が出現し，その後，記憶障害が出現することが多いです（**図3-16**）。特徴として，日や時間帯により，頭がはっきりしていて物事をよく理解・判断できる状態と，ボーっとして極端に認知機能が低下している状態が入れ替わり起こることがあります。

### 3）認知症の行動・心理症状（behavioral and psychological symptoms of dementia：BPSD）

　認知症には，「中核症状」と「行動・心理症状」の2つの症状があります。中核症状は記憶障害や見当識障害などで，脳細胞の障害によって起因する症状で，認知症の本質となります。

　行動・心理症状は，中核症状が元となり，本人の心身状態や性格，人生観，生活環境，人間関係などのさまざまな要因によって出現するといわれています。そのため，出現する症状の種類や程度には個人差があります（**図3-17**）。

　認知症は中核症状のみが問題になるのではなく，行動・心理症状も大きな問題となるため，適切な評価および対応が必要です。

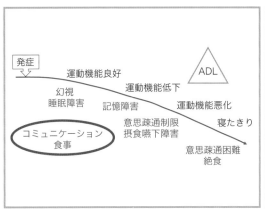

図 3-16　レビー小体型の経過の特徴

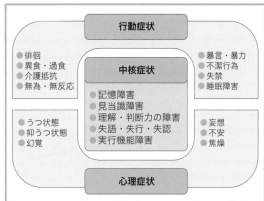

図 3-17　認知症の行動・心理症状（BPSD）

表 3-6　各廃用症候群の種類と症状

| 種　類 | 症　状 |
| --- | --- |
| 運動器症状 | 筋萎縮，筋力低下，関節拘縮など |
| 呼吸器症状 | 肺換気障害，肺塞栓症，肺炎など |
| 循環器症状 | 運動耐容能低下，深部静脈血栓症，起立性低血圧，浮腫など |
| 精神症状 | 抑うつ，せん妄，見当識障害，認知症の進行など |
| 自律神経症状 | 便秘，尿・便失禁，低体温症，睡眠障害，起立性低血圧など |
| その他 | 尿路感染症，低栄養，脱水，褥瘡など |

# 4．廃用症候群

## 1）種類と症状

　廃用症候群とは，長期間にわたり安静状態を継続することにより，身体能力の大幅な低下や精神状態に悪影響をもたらす症状のことをいいます。進行は速く，とくに高齢者は顕著といわれています。

　**表 3-6** のように，廃用症候群は各症状からいくつかの種類に分類することができます。廃用症候群は筋力低下や関節拘縮などの身体面の低下のみではなく，活動量が減少することで，気分的な落ち込みが生じてうつ状態になるなど，精神的な症状もみられます。

## 2）経過と ADL の変化

　廃用症候群はさまざまな要因によって生じます。要因の多くは病気やけがですが，入院などによって生活の質や活動量が変化することで生じる可能性もあります（**図 3-18**）。

## 3）コミュニケーションと食事への影響

　廃用症候群は，コミュニケーションと食事にも影響を及ぼします（**図 3-19**）。たとえば，いままで定期的に公民館に通い，趣味活動や食事会に参加していた独居高齢者が，下肢の筋力低下により活動・参加の機会が減少した結果，対人交流や会話機会が減少し，認知機能や発声発語機能の低下などコミュニケーション面に影響が生じることや，孤食機会が増加し，食欲の低下や食事摂取量の減少が生じ，低栄養や脱水，摂食嚥下機能の低下など食事面にも影響が生じる可能性があります。

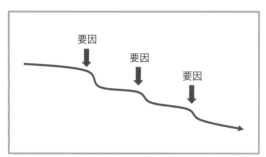

図 3-18　廃用症候群の経過の特徴
病気やけがが要因となり ADL が変化していく

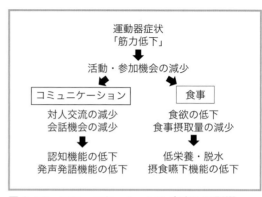

図 3-19　コミュニケーションと食事への影響

### 4）予防

　廃用症候群を防ぐためには，疾患そのものの予防のほかに，老化の予防，活動・参加の促進による生活の不活発化を予防することが重要となります（**図 3-20**）。

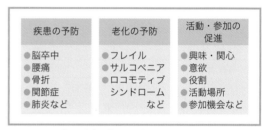

図 3-20　廃用症候群の予防

## 5．慢性閉塞性肺疾患

### 1）症状と経過

　**表 3-7** に慢性閉塞性肺疾患の主な症状を示します。慢性閉塞性肺疾患は，たばこの煙などに含まれる有害物質を長期間吸入することにより，肺が持続的な炎症を起こし，肺胞の破壊，末梢気道の狭窄・肥厚が生じ，呼吸機能の低下などを起こした状態です。

　慢性閉塞性肺疾患は，息切れやだるさにより活動量が減少した結果，食欲が低下し，食事摂取量が減少することで，栄養不足・体重減少となり，体力の低下が生じるため，引きこもりがちとなります。そのため，他者とのコミュニケーション機会が減少し，うつ病になりやすいといわれています。また，心不全や筋力低下，筋萎縮，骨粗鬆症，糖尿病，栄養障害を併存していることも多く，寝たきりとなるリスクが高いともいわれています（**図 3-21**）。

### 2）コミュニケーションと食事への影響

　慢性閉塞性肺疾患は，呼吸困難感による会話意欲や機会の低下，呼吸機能低下による声量・発話量の低下などが生じ，会話機会や対人交流の機会が減少するなど，コミュニケーション面にも大きく影響が生じると考えられます（**表3-8**）。

　また，呼吸と嚥下との関連性が近年報告されてきているように，慢性閉塞性肺疾患は誤嚥の

表 3-7　慢性閉塞性肺疾患の主な症状

①咳や痰
②運動時の息切れ
③肺炎などの感染症にかかりやすい
④喘鳴
⑤樽状胸郭（胸郭がビール樽のように膨らむ）
⑥チアノーゼ（皮膚が紫～黒がかった色になる）
⑦ばち指（指先がバチ状に膨らみ爪が丸くなる）
⑧気胸

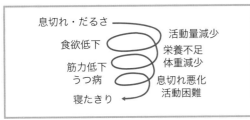

図 3-21　慢性閉塞性肺疾患の経過

表 3-8　コミュニケーションと食事への影響

【コミュニケーション面】
- 呼吸困難感による会話意欲・機会の低下
- 呼吸機能低下による声量・発話量の低下
→ 会話・対人交流機会の減少

【食事面】
- 嚥下反射惹起性の低下
- 呼吸と嚥下運動のタイミングのズレ
- 誤嚥物の喀出機能の低下
- 食物形態の制限
- 食事動作時の疲労感
- 食欲低下
→ 誤嚥リスク増加，食事摂取量の減少

リスクが高まることや食事摂取量が減少することなど，食事面にも大きく影響が生じると考えられます。

# 6．悪性腫瘍（がん）

## 1）種類

　悪性腫瘍（がん）は 1981 年以降，日本人の死因の第 1 位です。なお，第 2 位は心疾患，第 3 位は老衰，第 4 位は脳血管疾患，第 5 位は肺炎となっています（2019 年，厚生労働省）。今後，既往に脳血管疾患や認知症があり，新たにがんを発症した高齢患者を担当することも十分考えられます。

　がんにはいくつかの種類がありますが，発生部位で分類すると**表 3-9** のようになります。

　頭頸部領域は，呼吸・発声・構音・咀嚼・嚥下などの機能に大きく関与しています。そのため，頭頸部がんは「食事」や「コミュニケーション」に大きな影響を与える疾患となります（**表 3-10**）。

## 2）影響

　がんは，がんそのものによる痛みや神経麻痺などだけではなく，治療による影響もあります（**表 3-11**）。化学療法や放射線治療中は骨髄抑制が生じる可能性があるので，常に血液所見に注意を払う必要があります。また，放射線照射後は，早期にみられる吐き気や食欲不振，倦怠感などの消化器症状の出現にも注意が必要です。全身状態，がんの進行度，がん治療の経過について把握

表 3-9　発生部位によるがんの分類

| 造血器から発生するがん | 白血病，悪性リンパ腫，骨髄腫等 |
|---|---|
| 上皮細胞から発生するがん | 脳腫瘍，頭頸部がん，肺がん，乳がん，肝臓がん，胃がん，食道がん，すい臓がん，大腸がん，子宮がん，卵巣がん，前立腺がん |
| 非上皮性細胞から発生する肉腫 | 骨肉腫，軟骨肉腫，横紋筋肉腫，平滑筋肉腫，線維肉腫，脂肪肉腫，血管肉腫 |

表 3-10　頭頸部がんの種類

| 鼻副鼻腔 | 鼻腔がん，上顎洞がん，篩骨洞がん，前頭洞がん，蝶形洞がん |
|---|---|
| 口腔 | 舌がん，口腔底がん，歯肉がん，頬粘膜がん，硬口蓋がんなど |
| 上咽頭 | 上咽頭がん |
| 中咽頭 | 軟口蓋がん，舌根がん，扁桃がん，後壁がんなど |
| 下咽頭 | 梨状陥凹がん，輪状後部がん，後壁がん |
| 喉頭 | 声門がん，声門上がん，声門下がん |
| 唾液腺 | 耳下腺がん，顎下腺がん，舌下腺がん，小唾液腺がん |
| 頸部 | 甲状腺がんなど |
| 聴器 | 外耳がん，中耳がんなど |

し，適切なリスク管理を行いながらリハビリテーションを実施することが非常に重要です。

### 3）リハビリテーション

がんのリハビリテーションは，術前から介入することがあります。術前から術後の状態予測を行い，術後を想定した訓練の実施など術前にさまざまな準備を整えておくことが重要です。

脳腫瘍の場合，手術場面に同席し，術中覚醒下の脳機能マッピングを行う場合もあります（**表3-12**）。

術前・術中は急性期病院の言語聴覚士がかかわり，術後は回復期の言語聴覚士がかかわることになりますが，最終的には病院を退院し，自宅や施設でリハビリテーションを実施することとなるため，介護保険領域の言語聴覚士がかかわるのが一般的です。

**表3-11　がんによる影響**

| がんそのものの影響 | ●痛み<br>●中枢神経障害による神経麻痺<br>●末梢神経障害によるしびれや筋力低下 |
| --- | --- |
| 治療による影響 | ●手術による器官の喪失や形態変化<br>●化学療法や放射線治療による副作用 |

**表3-12　がんへのかかわり（脳腫瘍の場合）**

| 術前 | 術中 | 術後 |
| --- | --- | --- |
| ①コミュニケーションの評価・訓練（言語・認知・構音・高次脳機能）<br>②食事の評価・訓練（嚥下機能・食事動作）<br>③術後の状態予測の説明 | ①手術場面に同席し，コミュニケーション・食事に関与する脳局在の同定 | ①コミュニケーションの評価・訓練（言語・認知・構音・高次脳機能）<br>②食事の評価・訓練（嚥下機能・食事動作）<br>③家族支援 |

## Ⅲ　病期による言語聴覚士の役割

病期による言語聴覚士の役割をICFの観点から考えると，急性期は心身機能・構造へのアプローチが主となり，短時間で障害を大まかに評価し，予後の見通しを立てることや，回復期へスムーズに橋渡しができるような申し送りが重要です。

回復期では，入院初期は機能・能力の改善が期待できる時期であり，制度上も豊富なリハビリテーションが提供できる時期でもあるため，心身機能・構造へのアプローチが重要となります。しかし，経過とともに活動・参加に対するアプローチも並行し，退院後の生活準備に取り組むことも重要です。

生活期では，活動・参加へのアプローチが主となりますが，機能回復の可能性がある（必要がある）患者さんに対しては，心身機能・構造へのアプローチも実施することが必要です。生活期は長期的にかかわることができるという特徴がありますが，長期的な経過により機能面の改善は徐々に穏やかになり，いずれは心身機能の廃用性の低下が生じるため，廃用症候群への対応も重要となります。また，長期的な経過の中では，再発の可能性もあるため，再発予防への取り組みも必要となります（**表3-13**）。

重要なことはどの病期であっても，心身機能・構造のみにアプローチすることや，活動・参加のみにアプローチをするという両極端ではなく，患者さんの状態にあわせて心身機能・構造，活動，参加に対してバランスよくアプローチすることです。

表 3-13　病期による言語聴覚士の役割（ICF の観点から）

| 急性期 | 回復期 | 生活期 |
|:---:|:---:|:---:|
| 心身機能・構造 | | 活動・参加 |
| 医療保険 | | 介護保険 |

| | 期間の目安 | 主な目的 | 症状の特徴 | 言語聴覚士の役割 |
|---|---|---|---|---|
| 急性期 | 1 カ月以内 | 救命治療<br>再発・悪化防止 | 意識障害を伴う<br>症状は急激に変化する | 短時間で障害を大まかに評価し，見通しを立てる<br>退院先へ申し送る |
| 回復期 | 3〜6 カ月 | 機能・能力回復<br>自宅退院促進 | 機能・能力の改善がみられる<br>徐々に病識が上がる | 豊富なリハビリテーションを通じて，コミュニケーションと食事の改善を図る<br>退院後の生活準備を行う |
| 生活期 | 年単位 | 生活の安定・発展，QOL，看取り | 緩やかな改善が持続することもあるが，プラトーを迎える<br>加齢・再発により低下する | コミュニケーションと食事を通して，安定した生活に働きかける |

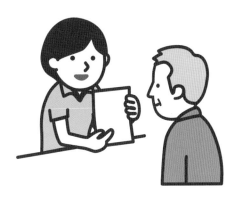

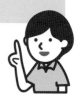

# 第４章

# 認知機能の理解

認知機能は，人が活動したり生活したりするとき，その可否や質に大きな影響を与える重要な力です。「考えたり，決めたり，実行したりする力」と考えるとわかりやすいでしょう。言語聴覚士は，会話，行動観察，検査を通じてこの力をとらえ，本人・家族や関連職種に情報を提供する役割をもっています。

## 1．言語聴覚士は認知機能をどう評価するか

### 1）言語聴覚士の評価・アプローチはどう進めるか（図4-1）

　言語聴覚士の評価は基本的に活動からはじめます。具体的には，「会話」「食事やADLなどの行動観察」を通じて，大まかな能力の把握に努めます。会話や観察から患者さんを把握できるようになるには経験が必要です。しかし，検査結果の数値だけを解釈する習慣をつけると，患者さんの特徴をつかむ臨床実践力を身につけにくくなります。はじめに会話と観察から患者さんをとらえる習慣をつけましょう（図4-2）。

　患者さんとの会話からは，豊富な情報を得ることができます。失語症や構音障害の有無，認知機能の重症度等に当たりをつけます。会話の実用度についてもおさえられるとよいでしょう。発症からの時期や障害の特徴などを考慮し，必要な機能評価を行います。

　その後，その他の必要な情報を収集し，患者さんの全体像を描いていきます（第２章参照）。今後の経過や予後を推測し，どのようにアプローチしていくかを考えます。機能回復へのアプローチ

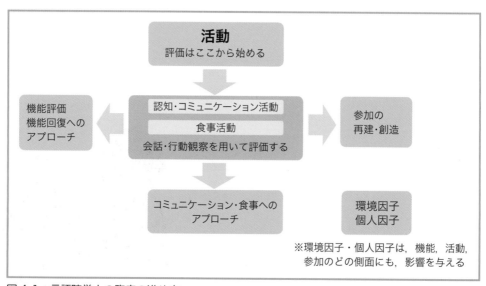

図4-1　言語聴覚士の臨床の進め方

を行うべきか，コミュニケーションを成立させるためのアプローチを行うべきか，参加の再建や創造に取り組んでいくべきなのか，必要に応じてそれらを組み合わせてリハビリテーションプログラムを立てていきます。

### 2）認知機能の評価は何のために行うか

認知機能をどのように評価するかを考える前に，そもそも認知機能とは何なのか，なぜ認知機能を評価する必要があるのかを，考えておきたいと思います。

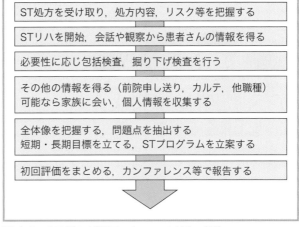

| |
| --- |
| ST処方を受け取り，処方内容，リスク等を把握する |
| STリハを開始，会話や観察から患者さんの情報を得る |
| 必要性に応じ包括検査，掘り下げ検査を行う |
| その他の情報を得る（前院申し送り，カルテ，他職種）可能なら家族に会い，個人情報を収集する |
| 全体像を把握する，問題点を抽出する短期・長期目標を立てる，STプログラムを立案する |
| 初回評価をまとめる，カンファレンス等で報告する |

図4-2　STリハビリテーションの流れ（例）

認知機能は，注意，記憶，言語，遂行など細かい個別の機能に分類され，別々に検査を用いて評価することができます。標準化された検査を用いて導き出された数値はもちろん重要であり，重複する症状が比較的少ない事例では，有効な情報を得ることができます。種々の機能障害が重複する事例では，必ずしも説得力のある結果が得られないことがあり，とくに検査結果と生活場面で必要な力には結びつきにくいことが多いため，他職種にうまく伝えにくいこともあります。

現場で求められている認知機能に関する情報は，患者さんが生きていくうえで必要な力に直結するものとなる必要があります。なおかつ患者さんの援助につながる情報でなければなりません。

### 3）現場で求められている認知機能にかかわる情報

実際にリハビリテーションチームで必要とされている認知機能にかかわる情報とは，どのようなものでしょうか。よくカンファレンスで聞かれる話題をあげてみます（**表4-1**）。

転倒しやすい患者さんは，危険に対する認識が低かったり，自己評価が高かったり，病識が不十分なことがあります（**図4-3**）。また服薬管理が自立するには，1日の時間の流れや薬を飲む必要性

表4-1　カンファレンスでよく聞かれる話題

- 転倒リスクはありますか
- 服薬管理は自分でできますか
- スタッフコールは押せますか
- 一人で留守番はできますか

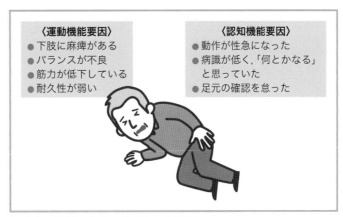

図4-3　転倒しやすい患者さんの要因

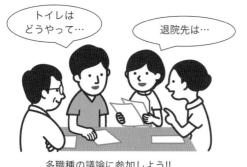

多職種の議論に参加しよう!!

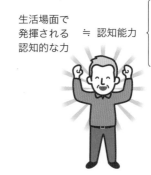

生活場面で
発揮される ≒ 認知能力
認知的な力

認知機能
個人因子
　性格，モチベーション
　習慣，価値観
　心理状態　など

への理解，記憶・見当識や判断力が必要になります。

　このように，生活における自立度を上げていくには認知機能が深くかかわっていることがわかります。生活のなかで発揮される認知的な力を「認知能力」ととらえると，認知機能に加えて本人の性格，モチベーション，習慣，価値観などのその人固有の特徴（個人因子）も影響し，浮動的で不安定な側面もあります。

　患者さんを支援するための認知機能の評価は，細かく厳密なものより，大まかで患者さんの変化をとらえやすい柔軟なものであることが望まれます。言語聴覚士の評価も1つの情報であり，他職種が観察した情報と合わせて，総合的な評価にしていくという考え方が大切です。

　生活援助や退院援助などについて多職種で議論する機会には，ぜひ積極的に参加しましょう。認知・コミュニケーションに関する評価に加えて，患者さんの思いを聞く機会も多い言語聴覚士の情報は，他職種にとっても役に立つものがたくさんあります。他職種との議論を通じることにより，認知機能をみる視点を磨いていくことができます。

## 2．行動観察から認知機能をどうとらえるか

### 1）会話から認知機能をみる視点（表4-2）

　活動（行動）から認知機能を評価するには，どのような視点で進めていけばいいでしょうか。いくつか視点をもち会話をすることで，評価を進めやすくなります。以下に会話から得られる認知機能の視点と，誘導していくための会話の例を示します。

**意識**：会話中の患者さんの表情や反応，会話に取り組もうとする姿勢を観察することで，覚醒の状態や疲れやすさに気づくことができます。

**感情**：同じく，表情や反応から喜怒哀楽の種類や強さ，感情抑制の可否などを観察できます。

**注意**：言い誤りや勘違いなど話題への集中の様子や，話題の維持，転換の可否などから，注意の状態を探ることができます。話題への興味や内容の難易度などが影響するので，注意しながら進めます。

**記憶**：病気をしてからの経緯や，今日ここへ来る前にしていたことなどを尋ね，記憶の状態を探っていきます。さりげない会話のなかで尋ねるようにし，質問調にならないようにしましょう。誤っていても修正せずに続け，自然な会話を通して評価していきます。

判断：生活に何を望んでいるか，これからどうしていきたいか，などを聞いてみることも判断の力を評価する１つの方法です。そのためにはどうするといいと思うか，ほかにも何か方法があるか，などと問いかけ，その返答から思考の状態をとらえていくことができます。

病識：病気をして困っていることはないか尋ねます。そのときどうしているか，どうなるといいと思うか，などを尋ね，できているかできていないかの認識を確認してみます。まずは本人があげた問題について話を進めます。お金，仕事，生活，痛みなどが課題として出やすいですが，運動，言葉，認知（集中力，疲れやすさ，忘れっぽさなど）につても，聞いてみます。

### ２）具体的な質問の仕方

具体的な質問の仕方の例および注意点を**表 4-3** に示します。

表4-2　会話から認知機能をみる視点

| 会話中の様子からみる視点 |
| --- |
| 〈意識〉 |
| 　ぼーっとしていないか，眠そうでないか（覚醒） |
| 　疲れやすさがないか（易疲労性） |
| 〈感情〉 |
| 　会話に意欲的か（自発性） |
| 　表情変化に富んでいるか（喜怒哀楽） |
| 　状況によって感情をコントロールできるか（抑制） |
| 〈注意〉 |
| 　注意を集中して会話を続けられるか（選択・持続） |
| 　話題を維持したり展開したりできるか（分配・制御） |

| 会話の内容からみる視点 |
| --- |
| 〈記憶〉 |
| 　少し前のことを覚えていられるか（近時記憶） |
| 　先の予定を覚えていられるか（展望記憶） |
| 〈判断〉 |
| 　必要な情報から適切な判断ができるか（自制的判断） |
| 　常識的な行動ができるか（社会的判断） |
| 　相手の気持ちを推測して行動できるか（対人的判断） |
| 〈病識〉 |
| 　自分の疾病，障害，能力を理解しているか（障害理解） |
| 　残存能力を使って生活に適応できるか（適応） |

表4-3　会話で認知機能を評価するポイント

**①質問口調にならないこと**
「今日は何月何日ですか」などと聞かない。「だいぶ寒くなりましたね。何月になったんでしたっけ？」など，和やかに自然に聞く。

**②間違っても頭から修正しない**
基本的には患者さんの言っていることを否定したり，疑う様子をみせたりせず，すべて受け入れる姿勢でやり取りを進める。誤った内容の発言が勘違いの可能性があるかどうかを探るために，「Aではなく，Bだと聞いたんですが，違いますか」などのように，正答を提示してみる。
「ここに来る前は，何をしていたのですか」という質問に対し「テレビを見ていた」と返答したとする。実際は理学療法のリハビリテーションをしていたとしても，「ああ，そうなんですねえ」と肯定する。再認できるかを確認するためには，「リハビリに行っていたと伺いましたが，違いましたか」と尋ねてみる。
それでも「テレビを見ていた」と答えたら，「そうだったんですね」とそのまま受け止める。「ああ，そうそう。リハビリに行ってた」と返答を修正した場合，正解を提示すれば正しい記憶を再認できることを評価する。「そんなことどうだっていいだろ！」と怒り出してしまう場合は，「そうですね，失礼しました」と応答する。おそらく記憶の低下があると評価する。

**③病識は本人の気持ちに寄り添いながら聞く**
「現在お困りのことは何ですか」と尋ねる。疾病に伴う痛み，不快，運動麻痺，感覚障害，認知障害，言語障害などについて，あらかじめ確認をしておくと評価しやすい。
患者さんは，お金，仕事，生活などの問題を先に答えることが多い。痛みや運動の不自由さは，意識にのぼりやすい。言葉の問題に対する認識は，言語障害に対する優先順位の高低により異なる。明らかな構音障害や失語症があるのに「しゃべりにくさはありますか」の問いかけに「ない」と答える場合は「病識低下」を疑う。
認知機能に関する病識は慎重に尋ねる。不安を感じている人の場合，「俺の頭がおかしいっていうのか」などと怒り出してしまうこともあるので，気をつける。「脳卒中の後ではよく起きるんですが」と説明をしたうえで，「集中しにくいとか，疲れやすい，忘れっぽくなった，などと感じることはありますか」と尋ねる。肯定の返事であれば，自分の状態をよく認識していると考えられる根拠になる。

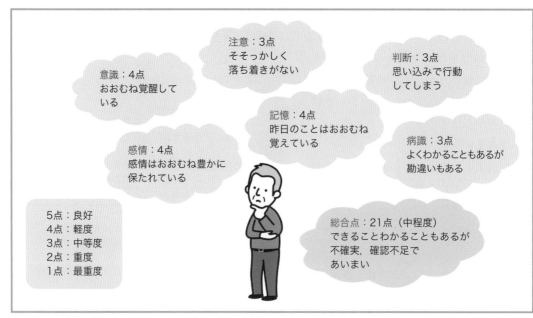

意識：4点
おおむね覚醒して
いる

注意：3点
そそっかしく
落ち着きがない

判断：3点
思い込みで行動
してしまう

記憶：4点
昨日のことはおおむね
覚えている

感情：4点
感情はおおむね豊かに
保たれている

病識：3点
よくわかることもあるが
勘違いもある

5点：良好
4点：軽度
3点：中等度
2点：重度
1点：最重度

総合点：21点（中程度）
できることわかることもあるが
不確実，確認不足で
あいまい

図4-4　認知関連行動アセスメント（CBA）の例

## 3）行動観察から認知機能を評価する

　言語聴覚士が他職種にとって有用な認知機能の情報を発信するためには，患者さんの行動から読みとれる「認知機能的な特徴」や「重症度」を評価する視点を身につけておくといいでしょう。ここで，行動観察から認知機能を評価する指標として，認知関連行動アセスメント（CBA：Cognitive-related Behavioral Assessment）を紹介します。

### ①視点と段階

　CBAは，「会話から認知機能をみる視点」で示した6項目の視点（意識，感情，注意，記憶，判断，病識）について，会話，会話以外の行動観察，他者からの情報，などを総合的に収集し，5段階（良好，軽度，中等度，重度，最重度）で評価します。合計得点は，認知機能の重症度を表していると考えます。

### ②行動観察のポイント（図4-5）

　「意識，感情，記憶」の評価のポイントについては，前項「会話の評価」で述べたものと同様ですので，それらを参考にしてください。ここでは，「注意，判断，病識」を評価する方法について考えます。

　注意機能は行動に現れやすく，慣れると観察所見をみつけやすくなります。食事，整容，移乗，歩行などの動作を行う際，動作確認の有無，丁寧さ，周辺への目配りなどの観点から観察すると，「あわてて動作を行いエラーが出現する」「粗雑に行動し危険が伴う」「1カ所を見るとほかに気が回らなくなる」などの特徴をみつけることができます。これらの所見からは，注意障害を疑うことができます。

　行動観察からは「判断，病識」について評価の手がかりも得ることができます。「周囲の状況や人の気持ちを考えず自分本位の行動をする」「ルールを守れない」などの様子から判断力の低下が

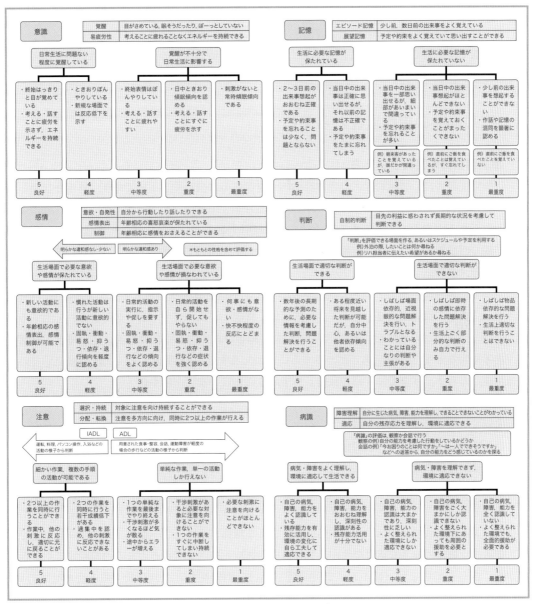

図4-5　認知関連行動アセスメント　記入用紙（フローチャート）

うかがえます。

　また，「麻痺や感覚障害を軽視して無造作に立ち上がる」「自分の言葉が相手に伝わっていないことに気がつかず話し続ける」「十分にできないことがあるのにどうにかなると考えている」などの様子から，病識の不十分さがうかがえます。

　これらの評価は，はじめは難しいと感じますが，「患者さんがなぜそのように行動したのか」を考え，理解しようと努めているうちに，行動を分析できる力をつけていくことができます。「行動から認知機能低下をみつけ出す」姿勢をもつことが重要です。

③他者の情報から評価する方法

行動評価は，情報が多いほど正確な評価ができます。そのため，関係者から情報をもらうことはとても大切です。とくに夜間の様子，リハビリテーション時間以外の様子に関する情報を得るように意識します。

## 3. 認知機能の重症度をとらえる

### 1）高次脳機能障害のとらえ方

高次脳機能障害は，言語聴覚士の専門範囲の一角にある重要な障害領域であり，基本を理解しておくことはわれわれの責務です。しかし，いまなお分類や障害構造が明らかでなく，研究者により定義やとらえ方が異なることもあるため，正確に理解することは容易ではありません。本書では，現場で働く言語聴覚士にとって有用でわかりやすい分類を用いて障害をとらえ，実践に役立てていくことを考えます。

認知機能には言語，行為，認知に代表される「要素的（道具的）機能」と，記憶，注意，感情，思考など，種々の機能が関連し合う「全体的に働く機能」があります。前者が障害されて生じる失語，失行，失認などの症状を「個別症状」，後者が障害されて生じる記憶障害，注意障害，感情障害，思考障害などを「全般症状」ととらえることにします。「認知機能」と「高次脳機能」という語は同義ととらえ，本書では「認知機能」を用いることにします（図4-6）。

### 2）個別症状と全般症状

養成校での教育では，個別症状の比重が大きくなっています。現場では，純粋な個別症状が問題点となる患者さんはまれで，個別症状に全般症状が重複している場合や，明らかな個別症状はないものの全般的認知機能の低下が生活に支障を与える患者さんが多くみられます。そこで，まず全般症状の見方を身につけておくことが重要です。

認知機能とは，人が「考えたり，理解したり，決めたり，行動したりする力」と考えることができます。実際の生活場面では，認知機能はさまざまな機能がネットワークをつくり総合的に働くため，要素的な機能の働きも重要ですが，行動の確実さや正確さ，実行そのものの判断等に，全般症状が深く関与しています（図4-7）。認知機能評価は，個別症状と全般症状を組み合わせて行い，実行状況の決め手は全般症状の重症度であることを理解しておくことが重要です。

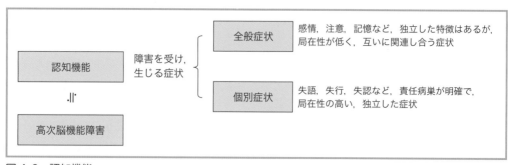

図4-6 認知機能

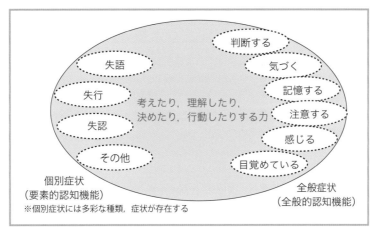

図 4-7　認知機能の成り立ち

表 4-4　認知機能重症度の特徴

| 重症度段階 | 生活場面の認知的特徴 | ADL・IADL | CBA 得点の目安 |
|---|---|---|---|
| 良好 | 記憶や状況理解が良好に保たれる。生活場面で状況に合わせ，適切に対応できる | 屋外移動，公共交通機関の利用等が可能 | 29〜 |
| 軽度 | 記憶や状況理解はおおむね良好で，整った環境では問題なく行動できる。詳細な記憶や注意は不十分なこともある | 屋内 ADL が可能 簡単な趣味活動が可能 | 23〜28 |
| 中等度 | 記憶や状況理解は大まかに可能だが，不正確であいまいで，危険認識が不足し，行動には見守りが必要である | 屋内 ADL に見守り，誘導，声掛けが必要 | 17〜22 |
| 重度 | 記憶や状況理解が不良である 意味のあるやり取りは成立しにくい。感情面での共有，共感は部分的に可能 | ADL に重度介助が必要 | 11〜16 |
| 最重度 | 働きかけに対し，ほぼ反応がみられない。認知的な活動が損なわれている | ADL に全介助が必要 意思疎通が困難 | 6〜10 |

　個別症状については，本章の最終項で説明をします。

### 3）重症度をとらえる視点と臨床への活かし方

　認知機能は生活にさまざまな影響を与えますが，その影響の大きさや特徴は認知機能の重症度によって異なります（表 4-4）。認知機能の重症度が与える影響の違いを理解しておくことで，行動観察から認知機能の重症度を推測できるだけでなく，認知機能評価の結果から生活への影響を推測することができます。

　逆に，認知機能を理解していないために，目標を間違えたり，適切なかかわりができなかったりすることで，言語聴覚士自身が苦しくなってしまうこともあります。ぜひ，臨床に直結する認知機能重症度の見分け方と活かし方を身につけましょう。

　残念ながら，すべての患者さんが元通りに改善するわけではありません。しかし，その人の重症度に合わせて対応することで，少しでも状態を改善し，よりよい生活を目指すことができます（表 4-5）。目標を間違えないために，認知機能を正しくとらえておくことが必要です。

### 4）認知機能の回復段階に合わせた適切なかかわり方（表 4-6）

　認知機能の回復に合わせて，重症度ごとに，適切な短期目標を立て，適切なかかわりを行いま

表4-5　認知機能重症度別の援助方法

| 重症度段階 | 生活イメージ | 状態および必要とする援助 |
|---|---|---|
| 良好 | 自立した生活 | ●自分の置かれている状況を客観的にとらえ，どうすべきかを判断することができる<br>●個別の機能障害へのリハビリテーションを行う<br>●必要に応じ，心理的支援を行い，参加に向けて相談に応じる |
| 軽度 | 限定された範囲で，自立した生活 | ●十分に自力で考えられないことは，情報を加えたり，思考を促したり援助する<br>●コミュニケーションや食事において，可能な限り代償手段の活用を導入する<br>●環境調整のもと自立を目指す |
| 中等度 | 援助を得て，なるべく自立した生活，または援助を得てその人らしさを発揮した生活 | ●自力では適切に状況判断することができないため，気づきを促すようにかかわる<br>●改善の見込みがない場合は，環境調整（人的援助を含めて）を行う<br>●少しでも自ら行うことを増やし，活気のある生活を目指す |
| 重度 | 十分な援助を受け，部分的にその人らしさを発揮した生活 | ●自力で判断し，決定することは困難なため，環境調整し，そのうえで行動を促す<br>●少しでもその人らしい行動ができるように援助していく<br>●援助をしてできることを行い，意欲を引き出し，廃用性の低下を防ぐ |
| 最重度 | 全面的な援助を受け，病前のその人らしさや家族の希望を考慮した生活 | ●本人の意思を引き出すことは困難だが，快適で安全な状況を維持する<br>●長期的な変化をあきらめず，反応の出現を促していく<br>●病前の本人の生き方をよく理解し，家族と相談しながら方向性を考えていく |

表4-6　認知機能の回復に合わせた目標とかかわり方

| 重症度 | 認知の機能の特徴 | 良い点 | 目標 |
|---|---|---|---|
| 重度 | 覚醒の低下（疲れやすい，眠い）<br>意欲の低下<br>注意・記憶の顕著な低下 | 簡単な指示に従えることがある | 元気になる，笑顔が増える<br>話が増える，やり取りが続く<br>何かに集中する |
| 中等度 | 意欲・注意・記憶はある程度保存<br>慎重さ，丁寧さ，確認が不足<br>しっかり考えられない<br>自分の状態の理解が不十分 | 学習力がある場合がある | できること，できないことに気づく<br>注意深く行動する，丁寧に行う<br>原因や理由を考える<br>改善が難しい場合は援助して行う |
| 軽度 | 意欲・注意・記憶がおおむね保たれる<br>自己の状態を認識できる | 考えて行動できる | さらに高度な行動を目指す<br>自立した生活を行う |

しょう。機能の低下に合わせた丁寧な対応を行い，適切な目標を立てることで，患者さんや家族だけでなく言語聴覚士自身も，「できない」と感じるのではなく，少しでもできることを感じ合いながら，リハビリテーションを進めていきます。

### 5）認知機能の継時的変化

　脳損傷による認知機能低下の状態は，数カ月から年単位で変化していくことが少なくありません。発症直後は意識障害も出現しやすく，全般的認知機能が低下することがあります。自宅退院時点で軽度以上に回復できる人もいますが，中等度の状態で退院し，数カ月から年単位を要して軽度以上に回復する場合もあります。

　進行性難病，認知症，加齢により認知機能が低下していく場合があります。緩やかに進行する場合もありますが，短期間に重症度が変化していく場合もあります。それらの変化の特徴をとらえる

ために，大まかな重症度を把握しておくことは，大変有効です。

## 6）認知機能と ADL

　認知機能は ADL に強く影響を与えます（第7章参照）。認知機能の回復により家族の負担が軽減することもあれば，逆に認知機能の低下が進むことで家族の介助量が増大し，自宅での介護が困難になる場合もあります。それらのことを理解しておくと家族援助が行いやすくなり，適切なアドバイスができるようになります。

# 4．神経心理学的検査を行う際の注意点

## 1）神経心理学的検査とは

　認知機能の評価には，全般的認知機能の評価，記憶，注意，言語，失認等，個別の機能にターゲットを絞った検査があります。標準化された検査の特徴や方法については，成書にゆずります。ここでは，検査を実施する意味，実施するうえでの注意点について，考えてみます。

## 2）検査はどういうときに行うか

　標準化された検査を行い，数値を導き出すことには重要な意味があります。しかし，やみくもに検査を行うことは，患者さんに余分な負担をかけるだけでなく，言語聴覚士の業務にとっても効率的でなく，時間のむだになることもあります。逆に，しかるべき検査を行わないことにより，障害を見極める重要な視点を見逃してしまうこともあります。

　本章の冒頭で述べたように，まずは患者さんの会話や行動観察を行い，大まかな問題点の鑑別を行うことが重要です。そして，認知機能の重症度をとらえていきます。重度に認知機能が低下している場合は，すぐに標準化された検査を行うことは不適切な場合が多くあります。患者さんにとって検査は負担であるだけでなく，言語聴覚士との関係構築を妨げたり，リハビリテーション拒否を引き起こしたりすることもあります。

　検査に取り組める認知機能を有し，個別の機能障害が疑われる場合には，検査の実施を計画します。リハビリテーションの効果を検証する場合，回復が見込め，復職がかかるなど比較的軽度な患者さんの詳細な能力を把握する場合，医師に説明・報告する場合など，検査を行っておくことが必要です。

**コラム**

### MMSE の得点の見方

　MMSE（Mini-Mental State Examinaton）は，簡便に認知機能をとらえるうえで有用な検査であり，カットオフ値（24 点以上 /23 点以下，最近では 27 点以上でおおむね問題なし）が広く用いられています。しかし，30 点満点をとれる人のなかにも必ずしも認知機能良好とはいえない人がいるので，気をつけておくことが必要です。

　たとえば，右半球損傷で言語機能や記憶には問題を認めず MMSE では良好な結果を示すにもかかわらず，病識が低下していたり，場面理解が不良だったり，人の気持ちを推測できなかったりして，社会生活に支障を生じている患者さんに頻繁に出会います。

### 3）結果の数値以外からわかること

　神経心理学的検査は，導かれた数値からだけではわからないことがあります。検査場面でみられた行動や取り組み方のなかに，おさえておくべきものがあり，検査結果と日常行動に乖離がある場合も少なくなくありません。カンファレンスなどで他職種に報告する場合には，気をつけて説明する必要があります。

## 5．個別症状の理解

### 1）個別症状の理解と言語聴覚士の役割

　個別症状は，全般症状と重複して出現することが多いので，ここまで述べてきたように，全般症状の重症度をとらえていくことが大切ですが，病巣などから個別症状が出現する可能性を理解し，見落とさないようにすることは，言語聴覚士の大事な役割です。また，比較的純粋な個別症状を呈す患者さんに出会った場合は，必要に応じて評価，アプローチを行います。

### 2）病巣と言語聴覚士がみつけるべき個別症状

　現場でよく出合う個別の認知機能障害を病巣別に示します（**図4-8**）。脳卒中後の出現頻度は病期や施設の特徴によりますが，「失語症」は左半球損傷の50％以上，「失行」はその半分程度，「半側空間無視」は右半球損傷の50％以上，「半側身体失認」はその半数程度に出現します。その他の障害の出現頻度は，それらに比較してずっと低くなります。

　出合うことの多い個別症状を，左半球病変，右半球病変，後頭葉病変，前頭葉病変によって生じるものに分けて説明します。

### 3）左半球損傷で生じる症状

①失語症

　左半球病変で生じる高次脳機能障害の代表は失語症です。失語症への言語聴覚士のかかわりにつ

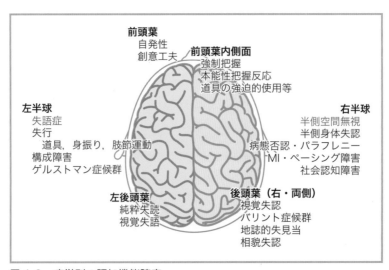

図4-8　病巣別の認知機能障害

表 4-7 失行の分類

| 使用失行 | 物品を使用する際に, 困惑や誤りが生じる |
|---|---|
| 身振りの失行 | 「おいでおいで」「バイバイ」などの動作が, 言語命令または模倣によってできなくなる（パントマイムの失行） |
| 肢節運動失行（拙劣症） | 指先の細かな行為ができなくなる。つまむ, ねじる, などが拙劣になる |

いては, 第5章で述べます。基本的に失語症は ADL には影響を与えません。

②失行（**表 4-7**）

　単独例はまれで, 失語症と重複して出現します。発症早期には ADL に影響を与えますが, 認知機能が回復すれば ADL は可能になります。ただし家事動作や職業レベルの行動などには影響が残ることがあります。

## 4）右半球病変で生じる症状（表 4-8）

①左半側空間無視

　ほとんどが左側に出現し, 発症早期の左側の見落としは ADL に強く影響を与えます。見落としに対する病識はつきにくいですが, 認知機能が回復すれば代償行為が出現し, ADL が可能になります。

②左半側身体失認

　左半身を正しく認識できないため,「左半身の扱いがへたになる, 雑になる, うまく使えない, 動かす方向がわからない」などが生じます。それらの事例のほとんどに, 左半側空間無視症状を認

---

**コラム**

### 誤認症候群

　個別症状は多くの種類があり, 学者によって分類方法や分類名が異なるものや, 未だ詳細がよくわからず, 議論の真っ最中のものもあります。

　今まさに議論が行われている症状に,「妄想性誤認症候群 delusional misdentification syndrome」があります。レビー小体型認知症等により生じることが知られていますが, 脳損傷でも生じることがあります。統合失調症で生じる精神症状との境目が難しいという特徴があります。「妄想」や「誤認」も脳内の何らかの問題により生じていることであり, 他の個別症状と同様に神経科学の面から紐解こうとされています。

　誤認症候群には, 以下のようなものがあります。

〈フレゴリ症候群〉既知の人物が別の誰かに変装して現前していると確信している病態

〈カプグラ症候群〉患者の身近な人物がそっくりの替え玉と入れ替わっているという妄想的信念を示す病態

〈重複記憶錯誤〉患者が自らに関連の深い場所や人物と同一のものが, ほかに複数存在すると主張する現象

　誤認症候群は, 頻繁に出会うわけではありませんが, 知らなければ見逃してしまいます。気にかかる発言を聞き逃さず, 症状を見つけだしておくことで, 適切な対応を行うことができ, 悪化を防いだり改善を促したりすることができます。

　忙しい臨床に追われる日々の中でも, 効率よく新しい知識を学び, 患者さんをみる視点を身につけていきたいものです。

表 4-8　その他の右半球損傷による障害

| 右半球損傷による行為障害 | |
|---|---|
| 運動維持困難 | 一定の運動を続けられない。2つ以上を同時に行い続けることが難しい |
| ペーシング障害 | ゆっくりとしたペースを維持できない。動作が性急になる |
| その他 | |
| 社会認知障害 | 相手の表情や声のトーン，視線や身振りなどから，相手の感情を推測し，それに応じて自分の行動を選ぶことが難しい状態。相手の気持ちに共感することができない |

表 4-9　後頭葉損傷による代表的な障害

| 視覚失認 | 視力や視野に異常がないにもかかわらず，視覚情報からそのものが何であるか認識できなくなる。ものの形の同定，物品認識が困難になる |
|---|---|
| 相貌失認 | よく知っている人の顔（家族や友人，有名人など）が認識できない。髪型や歩き方，声などの情報があると誰かわかる |
| 街並み失認 | よく知っている場所を見てもどこかわからない |
| 道順障害 | よく知っている場所で道に迷う |
| バリント症候群 | 下記3つの症状が出現する<br>●精神性注視麻痺：ある一定方向や一点に固着し，ほかの方向を自発的に注視しない<br>●視覚性運動失調：注視した対象物を手でつかむことができない<br>●視覚性注意障害：ある一つの対象物を注視してしまうとその周囲にある対象物が認知できなくなる |
| 変形視 | 大きさや形，色など実際のものと違うように見える。静止しているものが動いているように見えたりゆがんで見えたりする |
| 純粋失読<br>（左後頭葉） | 読むことだけが障害され，話すことや書くことには障害がない。自分が書いた文字も読めない。右半盲，色名呼称障害を伴う |
| 視覚失語<br>（左後頭葉） | 聴覚や触覚など視覚以外の経路を介した呼称は可能であるが，視覚に限定した呼称障害を呈す |
| 皮質盲<br>（両側後頭葉） | 左右1/2盲の重複。対光反射は保たれ，明暗の判断は可能<br>アントン症候群：見えてないが，見えていなことに気づかない。見えないことを訴えることがない |

めます。認知機能低下が重複することも多く，その場合は動作学習が進まず，ADLでは介助が必要な状態がゴールになることが多いです。

# 6. その他

## 1）後頭葉病変で生じる症状（表4-9）

　後頭葉に損傷がある場合は，視覚系の認知機能障害が出現している可能性を前提に評価します。認知機能が保たれている場合は自分で違和感に気づきますが，認知機能が低下している場合は本人も周囲も気がつきにくく，認知症と間違われる場合もあります。

## 2）前頭葉病変で生じる症状

　前頭葉病変で生じる症状としては，「動作を開始する」「計画する」「問題を解決する」「創意工夫する」「感情を湧き起こす」「調整する」「記憶する」「注意する」などの障害があり，本書では全般症状としてとらえることにします。前頭葉損傷により生じる行為の障害を表4-10に示します。

表4-10 前頭葉損傷による行為障害

| 前頭葉内側面の損傷による障害 | |
| --- | --- |
| 強制把握 | 高次脳機能障害ではないが，関連して生じる<br>手のひらに加えられた触刺激によって把握反射が出現し，自分の意思で離すことができなくなる |
| 本態性把握反応<br>（前頭葉内側面の前部から上部） | 手にものが触れたときに，つかんではいけないとわかっていても，意思とは関係なく握り持つ |
| 道具の強迫的使用<br>（前頭葉前部下部） | 把握反射あるいは本態性把握反応とともに生じる。意思とは関係なく目の前にある道具を勝手に使ってしまう。道具を見ると不必要なときも使用してしまう |
| エイリアンハンド（他人の手徴候） | 左手が意思とは関係なく，無意味な動きをする |
| 脳梁離断による障害 | |
| 拮抗失行 | 原則左手が意思とは異なり勝手に動き，右手で左手の動きを抑えようとする |

# 7．まとめ

　本章では，言語聴覚士の臨床に必要な「認知機能の理解」について，まとめました。言語聴覚士は，認知機能を理解するために必要な基礎知識を有していることが必要ですが，それを使いこなすためには，患者さんの行動から認知機能をとらえる視点を身につけていくことが必要です。認知機能をより実践的にとらえることが，自分がよりよいアプローチをしていくための手がかりにするとともに，他職種に対して適切な情報発信をできる力にしていくことが，求められています。

# 第5章

# コミュニケーションの理解

言語聴覚士はコミュニケーションを専門領域とし，コミュニケーションを妨げる機能障害のリハビリテーションに携わる唯一の専門職として，この領域に大きな責任をもっています。しかし，言語聴覚士はコミュニケーションを限定してとらえる傾向にあり，生活に必要なコミュニケーションを十分に理解し援助できているとはいえない状況にあります。ここでは，人と人のコミュニケーションとは何なのかを考え，言語聴覚士がコミュニケーションをどのようにとらえ，本人，家族，周囲の人々に対しどのような援助を行うことができるのか，を考えます。

## 1．コミュニケーションとは何か

### 1）コミュニケーションが意味するもの

「コミュニケーション」という語は，実に多様な意味で使われています。イルカや一部の鳥など動物が仲間と情報をやり取りするための信号もコミュニケーションと考えられます。また自然との共存を「（自然との）コミュニケーション」ととらえる人もいます。コミュニケーションは，ラテン語の communis（共通の，共有の），communicatio（分かち合う）が語源といわれ，「相互作用」の意味合いを含んでいます。われわれ言語聴覚士は，人と人の間に起きる「やり取り」全体を対象ととらえ，かかわっていく必要があります。

人と人の間に生まれるコミュニケーションは，言葉によるやり取りだけではありません。そこにいる相手を認識すること，そこから生まれてきた感情，それを伝え合い共有するかかわりによって生じる関係性の変化のすべてを含みます。いわゆる言語機能と非言語機能を含み，感情，意思，思考，情報などを伝え合い，人々の日々の生活を支えながら文明社会の根幹を形づくってきたと考えられます。

### 2）発話と理解の構造（図5-1）

人と人のコミュニケーションの小さな単位として，「AがBに言葉を発し，理解される過程」を考えることができます。この過程で，どのような機能の働きが行われるのかを，考えてみましょう。

言いたい内容を思いついてまとめるのは「認知機能」の働きで，言葉に置き換えるのは「言語機能」，音に置き換えるのは「構音機能」の働きです。音声を物理音として聞き取るのは「聴覚機能」，意味を解釈するのは「言語機能」の働きですが，言葉に込められた思いや意味，意図を解釈するのは，「認知機能」の働きです。

### 3）コミュニケーションの成り立ち

それでは，もう少し長い単位で行われる，実際のコミュニケーション場面を想定してみましょ

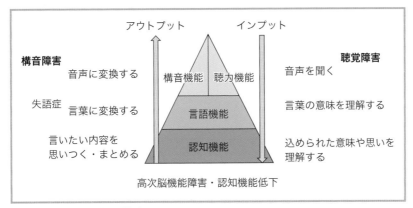

図5-1 発話と理解の構造

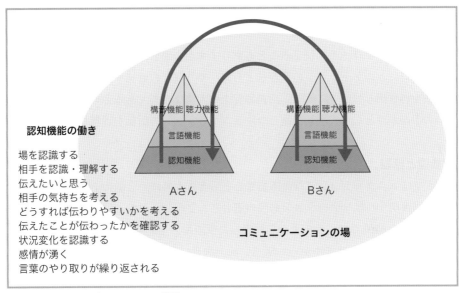

図5-2 コミュニケーションの構造

う。そこには，必ずシチュエーション（状態，状況）が存在しています。

　Aさんは，町の雑踏で友人のBさんに出会い，声をかけました。BさんはAさんに気がつき，「お久しぶりですね」と答えました。AさんはBさんから暑中見舞いの葉書をもらっていたのに返事をしていなかったことを思い出し，少し気まずさを感じながら，騒音のなかでも聞き取ってもらえるように大きめの声でBさんにお礼を伝え，「忙しさに紛れて，返事も出さずに申し訳ありませんでした」と頭を下げながらいいました。Bさんはニコニコしながら，「いいんですよ，旅行したことを伝えたかったんです」と答えました。Bさんの表情を見て，Aさんは安堵感を覚えました。

　このやり取りの間，Aさんは「Bさんを認識する」「場面状況を認識する」「Bさんに伝えたい内容が浮かぶ」「状況に配慮してBさんに言葉を発する」「Bさんの反応を受け取り，自分の意図が伝わったかどうか，Bさんはどう感じたか，を認識する」「そのことに対し感情が変化する」というような，認知活動が行われたと考えられます（**図5-2**）。

コミュニケーションとは，発せられた言葉とその理解だけに留まらず，それまでの経緯やそのときの状況の理解，気持ちの伝達と変化などを含む，相互のやり取り全体を指します。1つ1つの文を産生するために言語機能や構音機能が使われますが，そもそも認知機能を軸とした，その人の考えや気持ち，その人そのもの（その人らしさなどの個人因子）が深く関与していることがわかります。

## 2．コミュニケーションをとらえる視点

### 1）コミュニケーションにおける言語聴覚士の役割

言語聴覚士は，コミュニケーション障害を生じる失語症，構音障害，聴覚障害等の機能障害について重点的に学んできているため，現場で患者さんと向き合うと，ついこれらの機能障害の有無に着目し，その障害を評価しようとしてしまう傾向があります。

学んできた知識からだけでコミュニケーションの全容をとらえるのは難しく，コミュニケーションの一側面の評価とアプローチに留まることもありますが，患者さんとのやり取りに真摯に向き合い，できる限りコミュニケーションの全容をとらえ，やり取りの意味や達成度を考えながら，効果的な援助方法を導き出していくことは，言語聴覚士の大切な役割であるといえます。

そのための手がかりとして，認知機能とコミュニケーションの関係を理解しておくことが重要です。

### 2）認知機能と話題

認知機能がコミュニケーションに与える影響をとらえるために，会話の話題について考えます。

図5-3は，回復期リハビリテーション病院の患者さんとの会話から，認知機能の重症度別に出現する話題を比較した結果です。カルテから抽出した失語症，運動障害性構音障害を認めない60名の患者さんの547の会話サンプルから，SCAT法（次頁コラム参照）を用いて，第1ステップで「痛みの訴え，食事の希望，復職」などの32カテゴリー，第2ステップで「体調，リスク管理，退院後生活」など14カテゴリー，最終ステップで「基本的欲求，情動」「ADL，身の回りのこと」

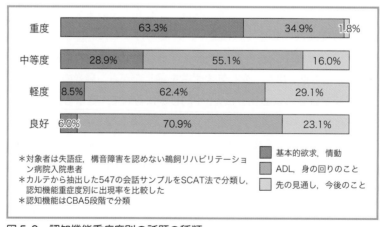

図5-3 認知機能重症度別の話題の種類

「先の見通し，今後のこと」の３つの構成概念を抽出しました。

　重度者は「基本的欲求，情動」が６割以上を占め，「先の見通し，今後のこと」はほとんどみられませんが，中等度者では「ADL，身の回りのこと」「先の見通し，今後のこと」の比率が高くなっています。さらに，軽度者，良好者ではその傾向が強くなっていました。この結果から，患者さんの会話にのぼる話題に，認知機能が影響を与える可能性が示唆されました。

### 3）コミュニケーションをとらえる視点

　日常会話で扱われる話題は，政治，歴史，文学，社会，スポーツなど多様です。その人ごとに興味や必要性が異なり，会話の話題は個人因子の影響をもっとも強く受けると考えられます。一方，認知機能が低下することにより記憶や思考力が低下し，扱える話題が制限されてきます。興味・関心の範囲が狭まることも影響を与えます。

　また，話題を展開していくためには，時間や空間を広げてとらえる力が必要です。さらに思考を広げたりまとめたりする力，柔軟に考えたり新たに創造したりする力，喜怒哀楽の感情や人に共感する力，などが必要であると考えられます（**図5-4**）。

　以下に，認知機能の重症度による話題の特徴について，まとめます。

#### ①認知機能が軽度以上に保たれる場合

　記憶・見当識・思考が保たれ，社会的な出来事，過去や未来のこと，遠く離れた場所の出来事について話題にすることができます。その人らしさが大きく影響し，関心領域は個人によって異なります。

#### ②認知機能が中等度に低下している場合

　記憶や思考が大まかに保たれ，人によっては昨日のこと，明日のことなどについても話題に取り上げることができます。興味関心のある得意領域であれば，専門的な話題についても話すことができますが，客観性や正確性が減少し，妥当性が低下することがあります。関心事は狭まる傾向にあ

---

## コラム

### SCAT 法

　言語聴覚士が研究したいと思う領域では，データが数値化しにくく，科学的な分析を行えない，という壁にぶつかることが少なくありません。しかし，「量的データ」に変換できない「質的データ」を対象に，研究を行う方法があります。

　観察や面接によって得たデータを分析する方法に，「SCAT法」という研究手法があります。SCAT法では，データにコードを付し（コーディングと呼ばれる），それをもとに理論化を行っていきます。

　まず，データの中の着目すべき語句を見つけ，それを言いかえるためのデータ外の語句を探し，さらにそれを説明するための語句を見つける，という順番でコーディング作業を行います。そして，そこから浮き上がるテーマや構成概念を突き止め，最終的には，そこからストーリーラインを記述します。すなわち，表層の文脈から出発し，深層の文脈として記述する，という作業であり，言語聴覚士が得意とするナラティブな（語り的な）手法を用いて，データの深層に迫ることが可能になるのです。

　SCAT法は，患者さんの発話やアンケートなどのデータの分析も可能であり，言語聴覚士には大変用いやすい研究手法です。これまで「研究は苦手」と尻込みしていた人でも，ぜひ気になるテーマに向き合い，研究にチャレンジしてみてください。

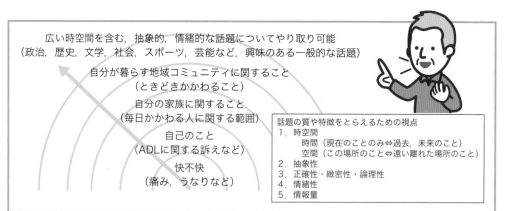

図5-4 話題の広がり

り，社会や周囲のことより日常的な自己の生活のことが多くなります。

③認知機能が重度に低下している場合

　記憶，見当識，思考が損なわれているため，自分にかかわりのない人の話や社会的な出来事，未来のこと，遠く離れた場所のことなどを話題にすることは難しく，話題は制限されますが，遠隔記憶が残る場合にはその範囲に限定された会話が可能な場合があります。日常的にかかわるごく親しい人に関することや，生活に関する食事，排泄などについて訴えることがあり，問いかけに応じることもあります。うれしい，悲しいなどの感情を示すことができ，痛みなど快不快への表出がみられます。

## 3．コミュニケーションの実用度と認知機能

### 1）コミュニケーションの実用度をとらえる

　コミュニケーションを評価するときに，まずどの程度コミュニケーションが成立できているのかをとらえ，コミュニケーションの実用度をおさえておくことで，評価の視点を明確にすることができます。

　コミュニケーションの実用度を評価する方法の例を示します。

①いくつかの質問をする

　「病気はどのように始まりましたか」「いまお困りのことは何ですか」「これからどのようにしていきたいと思いますか」など，本人の自己理解，状況理解，これからの方針に対する考え方などを問うための，いくつかの質問を行います。

②質問に対する反応をとらえる

　質問への反応から，質問は理解されたか，それに対し返答はあったか，内容はどの程度妥当か，妥当でない場合どこに理由がありそうか，などを探っていきます。

③個別の機能障害への配慮

　中等度〜重度以上の失語症や構音障害がある場合は，初めから代償手段を用いてやり取りを行う。代償手段を活用できるかどうかを含めて，コミュニケーション実用度の評価を進めます。

表5-1 コミュニケーション実用度

| | 段階 | 目安 | 会話から読みとれる特徴 | 推測されるコミュニケーション能力 |
|---|---|---|---|---|
| 5 | 良好 | すべてやり取りできる | やり取りの内容は十分に妥当であり，音の聞き苦しさや，表現の冗長さなどもない | 教師，営業などの職種に必要となる高度で正確さを必要とする会話が可能 |
| 4 | 軽度 | ほとんどやり取りできる | やり取りの内容はおおむね妥当であるが，若干の聞き取りにくさや言葉足らずなところがある | 家族・友人などとの日常会話が，とくに困ることがない程度に可能 |
| 3 | 中等度 | 半分やり取りできる | 内容のやり取りは大まかに了解できるが，妥当性に欠け，誤っている部分がある。あるいは理解や表出が制限され，十分に内容をやり取りできない | 日常会話における内容が一部やり取りできるが，不十分，不正確な点があり，推測や援助を必要とする |
| 2 | 重度 | わずかにやり取りができる | 理解や表出力が著しく制限され，非言語的な手段によるわずかなやり取りしかできない | 気持ちや限られた情報のやり取りがわずかにできるが，実用性が低い |
| 1 | 最重度 | ほぼ不能 | 理解や表出がほぼみられない | 快不快，痛みへの反応があるが，やり取りが成立しない |

　以上のやり取りを進めながら，**表5-1**の段階を目安に，コミュニケーション実用度を判断します。段階4以下の場合，5にならない理由が，失語症によるのか，構音障害によるのか，聴覚障害によるのか，認知機能低下によるのか，それらの重複なのか，を考えていきます。

## 2）認知機能低下とコミュニケーション

　ここで，認知機能がコミュニケーションに与える影響について，おさえておきましょう。全般的認知機能の重症度は思考に影響を与え，コミュニケーションを制限すると考えられますが，さらに次のような観点をもっておくと，会話をしながら認知機能低下に気がつくことができます。

### ①意識

　覚醒不良や疲れやすさのために，会話が続けられなかったり，途中からあやふやな反応になったりすることがあります。返答がワンテンポ遅れたり，とんちんかんな受け答えになったりすることもあります。

### ②感情・意欲

　会話の意欲がなかったり，十分に感情制御できず興奮したり泣いたりすることで，会話が成立しにくくなります。反対に，感情が湧き起らず，無関心になったり話に興味がもてなかったりします。

### ③注意

　落ち着きがなくそそっかしいために，相手の話をよく聞かない，言い間違えるなどの特徴を示す場合があります。早口になる，一方的に話す，内容の整理ができないうちに話し出す，などにもつながり，会話が成立しにくくなる場合もあります。

### ④記憶

　覚えられない，覚えていない，ということが原因で，会話が障害されます。記憶障害に関する病識がない場合には間違いに気づかなかったり作話になったりすることで，会話に支障をきたしますが，病識が高い場合にはメモリーノート（p.59，**表5-6**参照）を利用するなどの代償手段が可能になり，コミュニケーションが向上できる場合もあります。

⑤判断

　表面上のやり取りは成立していても，場面に沿っていない，つじつまが合っていない，など不自然な会話になります。周囲の状況を考慮できない，相手の気持ちを理解できない，などにより，やり取りに課題を生じることもあります。

⑥病識

　病識が不十分な場合には，楽観的な発話になる，深刻さに乏しい，見通しが甘い，などの特徴を生じます。指摘することで気がつけるか全く気がつかないか，など，踏み込んで評価をしておくと，重症度をとらえることができます。

## 4．コミュニケーションの実用度と失語症

### 1）失語症者のコミュニケーションをどうとらえるか

　ここでは，失語症者のコミュニケーションを失語症の重症度と認知機能の重症度の双方を組み合わせることで考えていくことにします。どのような理由でコミュニケーションが制限されているのかを理解することで，適切なアプローチにつなげることを考えます。

　失語症そのものの理解や，失語症の機能へのアプローチについては，成書を参照してください。

### 2）失語症の重症度（表5-2）

　失語症者の会話支援は，失語症の重症度によって大きく異なります。そこで，まず失語症の重症度のとらえ方をおさえておきましょう。失語症は，障害特性によってはモダリティ（聴覚的理解，発話，読解，書字などの言語様式）によって重症度が異なったり，会話場面と検査場面で異なったりする場合があり，全体の重症度をとらえることが難しい事例もあります。ここではあくまで大まかな重症度の理解から，会話援助を考えていきます。

### 3）認知機能，失語症の重症度とコミュニケーションの援助（表5-3）

①失語症が軽度の場合

　失語症が軽度の場合，音声言語による日常会話が可能です。しかし，認知機能による影響を受け，コミュニケーションの状態は個々に異なります。

●認知機能が軽度以上の場合

　日常会話はおおむね問題のないレベルに到達可能ですが，職業復帰を果たすためにはコミュニケーションが支障になることがしばしばあります。機能回復を目指すとともに，雇用側の配慮を求めるなどの対応が必要になります。

表 5-2　失語症の重症度

| 重症度 | 特　徴 |
| --- | --- |
| 軽度 | 日常会話であれば十分にやり取りが可能である<br>専門的，職業レベルの会話では十分な理解，伝達が困難である |
| 中等度 | 日常会話において，一部自力でやり取りができるがしばしば不十分となり，聞き手の誘導や援助によって，部分的にやり取りが成立する |
| 重度 | 話の内容を理解したり，自分から話したり書いたりすることが困難で，言語だけでやり取りすることはできない |

表 5-3　失語症と認知機能重症度から目指すコミュニケーションの目標

| 認知 ＼ 失語 | 軽度 | 中等度 | 重度 |
|---|---|---|---|
| 軽度 | 日常会話であれば通常のやり取りができる。職業では困難なこともある<br>4→5 | 工夫して会話を進め，必要なことをやり取りし，会話を楽しむことができる<br>3→4 | 自分に合った代償手段を自発的に用い，必要なやり取りを行う<br>2→3 |
| 中等度 | 認知的な問題で伝えらない部分を補いながら会話を進める<br>3 | 代償手段をこちらが主導的に用い，言いたい内容をくみ取り，やり取りを成立させる<br>2→3 | 代償手段を，こちらが主導的に用い，言いたい内容の一部をくみ取る<br>1→2 |
| 重度 | 協調的に会話を進めながら，状況を推測する<br>2 | 表情や声の様子から，状態や気分を推測する。発話内容に振り回されない<br>1～2 | 表情や声の様子から，状態や気分を推測する。気持ちを共感する<br>1～2 |

\* 数字は想定されるコミュニケーション実用度の範囲と改善が見込まれる範囲。鵜飼リハビリテーション病院データベースをもとに目安を算出。

●認知機能が中等度の場合

　言語によるやり取りには大きな問題はありませんが，記憶や注意，論理的な思考など認知機能の不十分さにより，会話内容が不正確であったり，聞き間違えたり，言い間違いに気づかなかったりすることがあります。聞き手側が会話を誘導したり，会話内容を確認したりするなどの援助を行うことで，伝わりやすくなることがあります。

●認知機能が重度の場合

　認知症の人の会話と近い状態であり，日常的な単純なやり取りは可能でも，筋道を立てた内容のあるやり取りは困難になります。状況を推測し，表情や声の様子から気持ちを読み取り，協調的にやり取りを進めるなどの援助が必要です。

②失語症が中等度の場合

　呼称，音読，復唱など，一部できるものがありますが，そのまま会話にいかされるわけではありません。話し言葉だけでは意思疎通が困難なことも多く，残された言語機能を活用しながら，代償手段を取り入れていくことが必要になります。代償手段をどの程度使用できるかは認知機能が大きく影響を与えます。

●認知機能が軽度の場合

　自らの言語力を自覚しコントロールしながら，会話のなかで言葉を活用できる場合があります。簡単な語は言う，言いにくい語はコミュニケーションノートに書いておくことで，そのページを見て音読し発話する，というように，代償手段を自力で使用し，コミュニケーションにつなげられることがあります。自分が使いやすいように，コミュニケーションノート（p.59，**表 5-6** 参照）やメモ帳を工夫して作成し，やり取りを広げられることもあります。実用性の追求に留まらず，会話を楽しむことができるように援助していくことも重要です。

●認知機能が中等度の場合

　コミュニケーションノートの指差し等，代償手段を用いた会話が可能ですが，必要なときにノートを取り出してページを開くなど，自立して使用することが難しいため，代償手段の利用は聞き手

側が主導的に用いて言いたいことの一部を聞き出すために使用する範囲に留まります。言いたいことをくみ取ることで会話がはずんだり楽しい気持ちになったりすることが期待でき，ケースによっては，復唱・音読などを活用し，コミュニケーションの楽しさを拡大することができます。コミュニケーションパートナーの能力が重要になります。

●認知機能が重度の場合

　認知機能低下が主な原因となり，会話が障害されます。言える言葉もありますが，実質的なやり取りに利用することは難しくなります。表情や声の様子から状態や気分を推測し，斉唱や復唱を用いてやり取りを楽しめるように誘導することが大切です。

③失語が重度の場合

　言語でのコミュニケーションは困難であり，代償手段の活用により会話の成立を目指します。また，表情，身振り，描画など，非言語によるコミュニケーションが重要になります。「うん」「そう」「まあまあ」など発語可能な常套句(じょうとうく)を用いたやり取りの拡大も試みる必要があります。

　抑うつを生じるリスクがあり，アプローチに対してよい反応がみられない場合は目標を下げ，本人が苦しくなく楽しめるようなかかわりが求められます。

●認知機能が軽度の場合

　発話によるやり取りは困難ですが，描画，書字，コミュニケーションノートなどそれぞれに合った代償手段を活用できることがあります。自分にとって重要性の高い話題については，自らの意思で代償手段を活用し，自発的で自立したやり取りが可能になることもあります。この力を引き出すためには多くの場合，言語聴覚士の援助が必要です。常套句の発話，非言語的手段も用いて，気持ちの交流をはかり，やり取りを楽しむことが大切です。

●認知機能が中等度の場合

　大まかに訴えたい内容があり，文字や絵を用いて誘導すれば部分的にでも伝えられることがありますが，自発的に用いることは困難であり，聞き手側が主導的に誘導し，言いたい内容をくみ取る必要があります。伝わり合うことの喜びを感じ合い，孤立しないように援助することが大切です。

●認知機能が重度の場合

　認知機能，失語症とも重度の場合，整合性のあるやり取りを行うことは困難です。痛み，不快などを伝えられる，楽しいと感じたときにそれを表情や発声により伝え合い，共感し合えることが重要であり，気持の交流をはかることを目指します。

## 5．コミュニケーションの実用度と構音障害

### 1）構音障害のコミュニケーションをどうとらえるか

　ここでは，構音障害のある患者さんのコミュニケーションを，構音障害の重症度と認知機能の重症度の側面から考えていきます。そしてコミュニケーション障害の構造をとらえることで，アプローチの可能性や援助方法を考えます。

　構音障害そのものの理解や，機能障害へのアプローチについては，成書を参照してください。

### 2）構音障害の種類

　成人領域で出合うことの多い構音障害としては，事故やがんなどにより口腔器官を切除したことによって生じる「器質性構音障害」，脳損傷の後遺症等による「運動障害性構音障害」があります。ここでは，脳損傷後の運動障害性構音障害を中心に考えます。

**表5-4　発話明瞭度検査**

1. よくわかる
2. ときどきわからない語がある程度
3. 聞き手が話題を知っていると，どうやらわかる程度
4. ときどきわかる語があるという程度
5. 全く了解不能

　脳損傷後の運動障害性構音障害で多いケースは，「一側性上位運動ニューロン性構音障害（UUMN）」です。一過性に生じ障害を残さないこともありますが，軽度の構音障害が残る場合もあります。両側性障害や球麻痺損傷例では痙性性構音障害，小脳損傷では失調性構音障害が生じます。重症度は損傷の大きさ等によって異なり，軽度障害の場合から重度障害を呈する場合まであります。重症度については，発話明瞭度を用いて考えます（**表5-4**）。

### 3）運動障害性構音障害と代償手段

　運動障害性構音障害は失語症とは異なり，言語自体の障害がないため，発話が聞きとれれば会話内容を把握できるため，その内容から認知機能の状態を探っていくことが可能です。一方，明瞭度が低い場合はコミュニケーションの成立が難しくなり，認知機能低下が重複する場合には正確な評価の難しさが増します。

　重度運動障害性構音障害の場合，代償手段の活用の検討が必須ですが，認知機能の状態によってはそれも進めることが困難になります。また，代償手段の検討には運動機能の状態が大きく関与します。上肢や手指の運動が良好であれば書字を行います。書字が難しい場合には文字盤の指差しやコミュニケーション代替機器の利用を考えます。四肢麻痺等で上肢の使用が困難な場合でも随意的に操作できる身体部位があればセンサーの操作に上肢全体，足の指，顎，舌などを用いることができるため，コミュニケーション代替機器の利用を検討できる場合があります。脳卒中後の構音障害では利用の検討はそれほど頻繁ではありませんが，進行性疾患等の事例ではしばしば検討が必要になります。

### 4）認知機能，運動障害性構音障害の重症度とコミュニケーションの援助（表5-5）

①運動障害性構音障害が軽度の場合（発話明瞭度1〜2）

　一過性に生じて軽快する場合，軽度障害が残存していく場合があります。

●認知機能が軽度以上の場合

　発症早期から軽度の運動障害性構音障害の場合は改善が期待されます。機能障害に対するアプローチが効果的ですが，自己の構音機能の状態や特徴を認識することで改善を促進させられる可能性があり，本人の障害認識を高めていくことも重要です。発話速度，プロソディ（韻律のこと。アクセント，イントネーションなど），声質，大きさなどを調節することで明瞭度の改善が期待できます。あえて聞き返しをすることで，構音の明瞭度が低下していることに気づいてもらい，自ら明瞭度をあげるための工夫を促していきます。「ゆっくり話す」「適切に区切る」「苦手な音を注意して話す」などを促すことで明瞭度を改善させられることもあります。

表5-5　運動障害性構音障害と認知機能重症度から目指すコミュニケーションの目標

| 構音障害 / 認知 | 軽度 | 中等度 | 重度 |
|---|---|---|---|
| 軽度 | 機能リハビリテーションとともに，自己の状態への認識を高める。ゆっくり話す，適切に区切る等を定着することで，明瞭度向上を図る<br>4 → 5 | 単語程度で伝える，あるいは代償手段の活用を検討する。書字，パソコン（ワープロ機能），本人のニーズに合わせて対応する<br>3 → 4 | 身振りや表情，質問へのうなずきや首振りでやり取りを行う書字，文字盤，コミュニケーション代替機器等の代償手段を活用する<br>2 → 4 |
| 中等度 | こちらがゆっくり話す，腕などゆっくりたたく，など会話の速度を落とす。聞き返しをする，言い直しを指示する<br>2 → 3 | 本人の状況から何が言いたいのかを推測していく。選言質問やはい - いいえ質問を，適切に使用する<br>2 → 3 | 日常生活を把握し状況を推測して気持ちに寄り添っていく。嚥下リハビリテーションが中核になる場合は，全身状態やポジショニングなどを含めて，かかわる<br>1 → 2 |
| 重度 | 聞き取れない言葉は推測して理解していく。会話，音読などを用いて，発話を引き出す<br>2 | | |

\* 数字は想定されるコミュニケーション実用度の範囲と改善が見込まれる範囲。鵜飼リハビリテーション病院データベースをもとに目安を算出。

● 認知機能が中等度の場合

　「ゆっくり話しましょう」「区切って話しましょう」などと指示をすると，はじめは従うことができますが，すぐに元の話し方に戻ってしまい，なかなか明瞭度が改善できないことが多くみられます。会話の相手がゆっくり話すことで会話の速度を落とし，患者さんの発話速度がつられて遅くなるように誘導したり，腕や膝などの身体部分を軽くたたいてゆっくりとしたリズムを取ったりするなど，会話の相手側が会話を主導していくことも必要です。「わからなかったので，もう一度言ってください」とはっきり指示をして，言い直してもらうことも有効です。

● 認知機能が重度の場合

　発話明瞭度の向上がリハビリテーションの目的にはならないことが多く，会話そのものの成立を目指したり本人が拒否しない課題を見つけだして行い，認知活動の活性化を目指したりします。気をつけて話すことは難しいため，聞き取れない言葉は推測して理解していくことが必要です。気持ちを落ち着かせて発話速度を落とすように誘導することには，一定の効果があります。発話量を増やし構音運動量を確保することは重要で，会話，復唱，音読などを用います。

② 運動障害性構音障害が中等度の場合（発話明瞭度3）

　聞き取れないことが多くなるので，代償手段が必要になります（**表5-6**）。失語症がないので，書字や文字を利用することができます。認知機能，運動機能の確認とともに，コミュニケーションに対する本人の考え方，必要性など，個人因子によって目標とアプローチが異なります。

● 認知機能が軽度以上の場合

　自己の構音の状態を理解し気をつけて話すことで，単語程度であれば相手に伝えられることがあります。いくつかの伝えやすい語を互いに了解し合い，会話に利用していくことが有用です。しかし，伝えられないことが多ければ，代償手段の活用を検討する必要があります。書字が可能なら手っ取り早く必要な情報を書いて伝えます。文章レベルであれば，パソコン等の利用も重要です。

表5-6　代償手段（発話で意思伝達ができないときに，他の手段を用いて伝達する方法）

| 手段 | 方法 | 対象 |
|---|---|---|
| 書字 | 字を書いて伝達する | 書字可能な上肢能力を有す構音障害者，発話より書字が良好な失語症者 |
| 描画 | 絵を描いて伝達する | 描画可能な上肢能力を有し，描画に拒否感がなく，一定の描画能力がある失語症者 |
| 身振り | ジェスチャーを行って伝達する | 身振り可能な身体能力を有す構音障害者，失行などの影響の少ない失語症者 |
| 文字盤 | 文字を指差し，言いたい語，文を伝達する | 書字は困難だが指差しはできる構音障害者，失語症は適応がないことが多い |
| コミュニケーションボード | 生活に必要ないくつかの絵・文字が1枚のシートに書かれており，指さすことで大まかな意思疎通を図る | 重度失語症者，認知機能はさまざま，仕様は個々の能力に合わせた形で使用する |
| コミュニケーションノート | 趣味活動，人的交流を含む幅広い生活に必要な，物，事，情報に関する絵，写真，図，文字，文章などの情報をまとめた冊子 | 中重度失語症者，仕様は個々のニーズに合わせて多様 |
| メモリーノート | 予定，スケジュール，情報等を記載しておき，それを見ることで思い出したり確認したりする | 記憶障害者が記憶低下を代償するために用いる |
| 電話・スマートフォン | 電話だけでなく，写真，録音などができる。親しい人との連絡・交流に活用する | 操作可能な失語症者，構音障害者，簡易に操作できるように調整しておく |
| メール | 予測変換機能を用いて，簡単な内容を発信する。絵文字，スタンプを使用する | 中重度失語症者，構音障害者で認知機能が保たれる場合，それぞれに合わせた活用を行う |
| コミュニケーションアプリ | 絵や文字を音声に変換する，録音してある短文を再生する，などコミュニケーション援助となる種々のアプリを，個人に合わせて利用する | 失語症，構音障害，聴覚障害など種々のコミュニケーション障害者 |
| 透明文字盤 | 透明アクリル盤に書かれた文字を見る視線を読み取り，言いたいことを理解する | 四肢の運動，発声が困難だが，一定の認知機能が保たれる人 |
| コミュニケーション代替機器（「レッツ・チャット」「伝の心」など） | 手指，顎，舌などのセンサーやスイッチを用いて文字入力をする。音声の再生，文字の保存が可能 | 重度発話障害，および書字等が困難な運動障害のある人，一定以上に認知機能が保たれる必要がある |

コミュニケーションに対する本人のニーズに合わせて，リハビリテーションの方針を決めていきます。

●認知機能が中等度・重度の場合

　発語から言いたい内容が聞き出せないことが多く，書字やパソコン操作も困難な事例が多いためコミュニケーションは取りにくくなります。必要事項は，選言質問（「AですかそれともBですか」などのように選択肢を示し正しい方を答えてもらう質問方法）や「はい／いいえ」質問を適切に使用し，聞き出していくことが必要になります。状況から本人の状態を推測し，何が言いたいのかを推測していくことが重要になります。

③運動障害性構音障害が重度の場合（発話明瞭度4〜5）

　認知機能も重度に低下することが多くなりますが，橋（きょう）や延髄（えんずい）の損傷，筋萎縮性側索硬化症（ALS），閉じ込め症候群などでは，運動障害は重度でも認知機能が保たれる場合があります。

●認知機能が軽度以上の場合

　発語でのコミュニケーションには困難であり，身振りや表情，質問への頷きや首振りでやり取りを行うことになります。上肢機能が保たれていれば書字を活用します。最近では種々のコミュニケーションアプリが開発されているので，患者さんに合ったものを見つけていくことも大切です。

　上肢等の運動機能に障害がある場合，「伝の心」（日立），「レッツ・チャット」（パナソニック，2019年で生産終了），その他のコミュニケーション代替機器の適応の検討を行います。身体の一部を自分の意思で動かすことができる必要があり，情動抑制や注意機能に高いレベルが求められ，本人の「利用したい」という意思の強さと適応の可否を慎重に見極め，利用開始を判断していくことが求められます。

●認知機能が中等度・重度の場合

　コミュニケーションを取ることが難しいため，日常生活をよく把握し状況を推測して気持ちに寄り添っていくことが必要になります。流涎（よだれ）の処理を援助する必要がある場合や，嚥下リハビリテーションが中核になる場合もあります。全身状態やポジショニングなどを含めてかかわっていくことが必要です。

　言語的なやり取りが困難になる場合には，患者さんの個人因子をよく理解していることが重要で，それまでの生き方や価値観をよく知り，それらを少しでも大切にしたかかわりができるようにしていくことが重要です。

## 6．コミュニケーションの実用度と聴覚障害

### 1）聴覚障害の種類とコミュニケーション

　成人領域で働く言語聴覚士が出合う聴覚障害には，先天性，あるいは小児期からの難聴，中途失聴，加齢性難聴があります。言語機能獲得後の聴覚障害は，補聴器や人工内耳を利用した音声言語によるコミュニケーションができたり，重度難聴で音声言語の使用が困難となっても筆談が可能だったりします。

　一方，先天性難聴の場合には，音声言語以外の手話や身振りが中心で言語習得の遅れを伴う場合もあり，コミュニケーションの手段はそれぞれ異なります。そのため，個々の聴取能力や生活環境にあわせて対応していくことが求められます。

　ここでは，加齢性難聴を中心に，聴覚障害と認知機能が，コミュニケーションに与える影響について考えていきます。

### 2）聴覚障害の重症度（表5-7）

　健康な状態でも，40歳を過ぎると聴力の低下が始まることがあり，高齢者の多くが難聴を呈しますが，個人差も大きくみられます。中等度難聴になると，日常生活で会話や生活音が聞き取れないことが多くなり，不便さが生じます。さらに重症度が進むと生活上の支障が大きくなります。

### 3）認知機能，聴覚障害の重症度とコミュニケーションの援助

　加齢性難聴を認める患者さんの，認知機能における重症度別の特徴と援助方法についてまとめます。

表5-7　聴覚障害の重症度

|  | 聴力レベル（dB） | 特徴 |
|---|---|---|
| 軽度難聴 | 25〜39 | 騒がしい環境での会話の聞き取りが難しい |
| 中等度難聴 | 40〜69 | 補聴器を装用しないと，会話の聞き取りが難しい |
| 高度難聴 | 70〜89 | 高出力型の補聴器の装用が必要である<br>成人の場合，語音明瞭度によっては人工内耳の対象となる |
| 重度難聴 | 90 以上 | 高出力型の補聴器を用いても十分に聞き取れない人工内耳の対象となる |

①認知機能が軽度の場合

　難聴のため，生活しにくいと感じれば，耳鼻科で診断を受けたうえで，本人の聴力に適した補聴器の装用を試してみる価値があります。使用に対して拒否感をもっていても思い切って使用することで生活の快適さが一変することがあります。会話やテレビ，ラジオを聞く機会の多い人では，自分から装用を希望する場合もありますが，つけたがらない人もおり，それぞれのニーズに合わせていきます。

　初期の難聴では，口数が減ったり話しかけても返答がなかったりして，「認知症がはじまったのか」などと誤解されることがあります。認知機能が保たれる場合は，聞こえさえすれば普通にやり取りできるので，家族や周りが難聴に気づくことが大切です。難聴をそのままにしておくと，周囲から入る情報が知らず知らずのうちに減少し，MCI（軽度認知障害）を生じたり，MCIの進行を早めたりするリスクがあるので，注意が必要です。また，周りがうるさいと聴き取りがいっそう難しくなるので，テレビやラジオ，BGMなどは消音にして話す，などの配慮も重要です。

②認知機能が中等度・重度の場合

　自分から難聴による問題を理解し，対処することは難しくなります。補聴器の適応は人により異なるので試しておくことは大切です。目の前に立ち，大きめの声で口元を見せてはっきり話しかける，表情や身振りを多用して話をする，聞き取れなければ文字に書いて示す，などの代償手段を用いて情報入力を図り，少しでもやり取りを成立させることが大切です。

　認知症が進行し，難聴も進んでくると，コミュニケーションをはかることはとても難しくなります。本人の正面に立ち，身振りや図版・写真などを利用して伝え，言いたいことははっきりと言うように促していく必要があります。基本的には本人の生活を把握し，状況を推測しながらかかわっていくことが必要になります。

　また，音が聞こえていないことによって生じるリスク（物が倒れたり，落ちてきたりしても気がつかない，など）に配慮して，安心安全な環境を整えることも必要です。

# 7．まとめ

　本章では，コミュニケーションをとらえ直し，言語聴覚士が対象とする失語症，運動障害性構音障害，聴覚障害などの機能障害と，コミュニケーションの関係について考えました。ここに示した内容には仮説段階のものも含まれ，コミュニケーションの評価やリハビリテーションについては，これから本格的に議論が始められる必要があります。本章の内容がこれからの議論のきっかけにな

ることを願っています。

　コミュニケーションの専門家である言語聴覚士は，コミュニケーションに影響を与える機能障害をよく理解し，それらにより生じる問題に対処できることが求められます。

　心得ておかなければならないのは，コミュニケーションとは，ただ言葉が通じることではなく，その人が暮らしているコミュニティの中で，周囲の人に理解され，関係を成立させ，その人らしく存在をしていくことがコミュニケーション面へのリハビリテーションの目標であるということです。

　機能，活動，参加を包括して，コミュニケーションの問題をとらえていくことが，言語聴覚士に求められています。

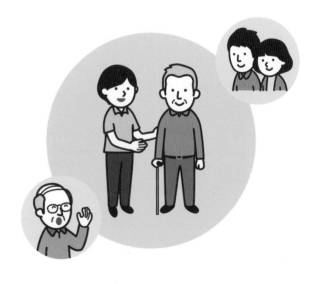

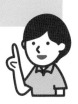

# 第6章

# 食事の理解

本章では，言語聴覚士が臨床で遭遇することが多い脳血管障害による摂食嚥下障害，神経疾患による摂食嚥下障害，加齢に伴う摂食嚥下障害をとりあげます。摂食嚥下障害はその原因となる疾患・損傷部位により症状も経過も異なります。言語聴覚士はそれぞれの疾患の医学的背景と臨床像，疾患ごとの評価のポイントを知ること，評価に基づいて介入手段を適切に選択できることが求められます。また，摂食嚥下障害のリハビリテーションはチームアプローチの代表的なものです。効果的な介入が実現できるためにはチームとしての総合力が求められます。

## 1．疾患ごとの自然経過

個々の症例がたどる機能回復，もしくは機能低下の道筋はさまざまですが，ある疾患やそのサブタイプの一般的な自然経過は存在します。言語聴覚士が評価を依頼され対象者と向かい合うとき，その疾患の自然経過のなかのどのポイントにいるのかを理解することは，正確な評価と介入計画の立案のためには必須の事項です。

脳血管障害では発症直後は30～60％以上に摂食嚥下障害を認めますが，発症後6カ月では摂食嚥下障害の合併率は10％程度になります[1]。一側性の障害の多くは1カ月程度で経口摂取が可能になりますが，両側性の障害による偽性球麻痺に伴う摂食嚥下障害や脳幹の障害による重度の摂食嚥下障害では経口摂取に至るまでに数カ月を要する場合があります。意識障害，重度の運動障害を伴う対象者では経口摂取に至ることができない場合もみられます（**図6-1**）。

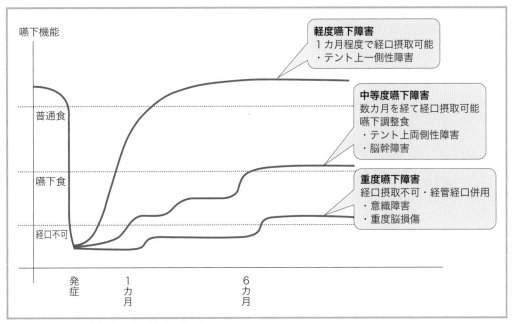

図6-1　脳血管障害後の嚥下障害の経過

<ruby>筋<rt>きん</rt></ruby><ruby>萎<rt>い</rt></ruby><ruby>縮<rt>しゅく</rt></ruby><ruby>性<rt>せい</rt></ruby><ruby>側<rt>そく</rt></ruby><ruby>索<rt>さく</rt></ruby><ruby>硬<rt>こう</rt></ruby><ruby>化<rt>か</rt></ruby><ruby>症<rt>しょう</rt></ruby>（ALS）やパーキンソン病のような変性疾患では，摂食嚥下障害の経過は
その障害に大きく依存します。進行性疾患では，最終的に誤嚥性肺炎が死因となることが多く，評
価，介入は重要な意味をもちます（**図6-2**）。

　一般の高齢者では，他の身体機能と同様に加齢により嚥下機能も徐々に低下します。このような
状態に加え，骨折や肺炎などのイベントが加わった場合に嚥下機能が急激に低下する場合がありま
す。疾患からの侵襲，低栄養，廃用の影響が考えられます（**図6-3**）。

　言語聴覚士に求められることは疾患・病期により異なります。摂食嚥下機能そのものの回復を目

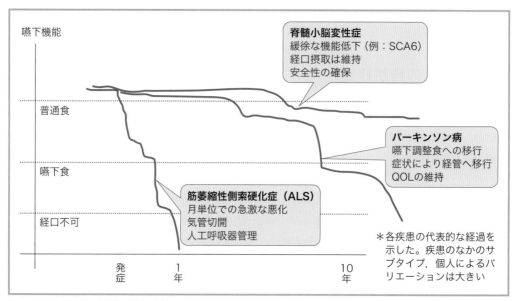

図6-2　変性疾患の嚥下障害の経過

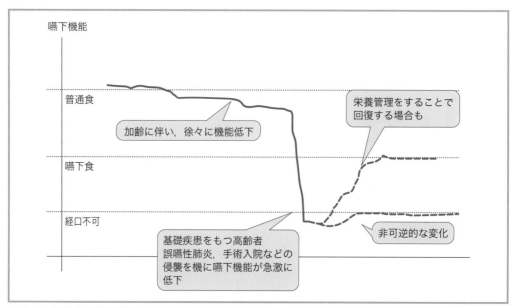

図6-3　高齢者の嚥下機能の低下

標とする場合がある一方，安全性・効率性を優先させ代償的なアプローチにより経口摂取を実現，維持することが目標となることもあります。また少量でも口から味わい食べることを目的とし，QOL（生活の質）に配慮したアプローチをとることもあります。

## 2．直接訓練開始基準について

摂食嚥下障害のリハビリテーションにあたって，非経口摂取の対象者に対して食物を使った直接訓練を開始できるかどうかは，大きなターニングポイントになります。食べる機能を再学習するためには実際に「食べる」ことを通しての練習が効果的です。しかし，食物を使うことは誤嚥・窒息のリスクを増加させます。どの程度の能力があれば食物を使えるのか，またそれをどのように評価するのかがポイントになります。

直接訓練の開始基準としては以下のようなことが考えられます[2]。

　a）全身状態の安定と覚醒が維持されていること

　b）口腔内の衛生状態が保たれていること

　c）嚥下反射が存在していること

　d）高度の誤嚥がなく，誤嚥リスクが制御範囲であること

### 1）全身状態の安定と覚醒の維持

リスクを伴う練習の開始にあたっては全身の状態が落ち着いていることが前提です。炎症反応や呼吸，循環などが安定しない状態では嚥下の潜在的な能力が発揮できないだけでなく，誤嚥リスクが高まり危険です。また状態が悪くなった場合も直接訓練に原因があるのか，他の原因なのか精査が困難になります。疾患や病歴にもよるため絶対的な基準の設定は困難であり，症例ごとに主治医と確認することが必要です。

一定の覚醒の維持は安全性の確保のための前提となります。重症者の場合，介入時に開眼し口腔の刺激に対して一定の反応が得られることが求められます。開始時には開眼していても，覚醒がしだいに低下してくると嚥下反射も惹起しにくくなります。この状態で食物を使用することは危険です。

### 2）口腔衛生

口腔の衛生状態が悪く口腔内に菌が繁殖しやすい状態では誤嚥により肺炎発症のリスクが高くなります。経口摂取を開始していない症例でも乾燥した痰や痂皮，血餅などが口腔内に付着していて衛生状態が著しく不良な場合があります。このような不潔な状態での直接訓練開始は避けなければなりません。また，開口傾向にあり口腔内が乾燥しているような場合は，口腔内の感覚受容，運動遂行の両面から制約を受けます。

### 3）嚥下反射の存在

嚥下反射の確認は反復唾液嚥下テスト（RSST）のように指示下で嚥下反射惹起を確認する方法がありますが，指示理解に問題がある場合には実施困難です。安静時に唾液嚥下を行っている状態の観察や，もしくは口腔ケアや口腔運動の評価時に，口腔内の刺激に対して唾液嚥下が生じるかを観察することができます。

たとえ嚥下反射が確認されたとしても，効果的な嚥下が行われているかどうかはまた別の問題です。外的に喉頭挙上<ruby>喉頭挙上<rt>こうとうきょじょう</rt></ruby>が確認できたとしても咽頭<ruby>咽頭<rt>いんとう</rt></ruby>の収縮や食道入口部の開大が不十分で多量の残留，誤嚥があるかもしれません。

効果的な嚥下が確実に生じているかどうかの判断には，嚥下造影検査（VF：videofluoroscopic examination of swallowing），嚥下内視鏡検査（VE：videoendoscopic evaluation of swallowing）などの客観的な評価が必要になります。しかし，すべての医療・介護の現場でVF・VEが使用できるわけではないこと，また全例にVF・VEを実施することは医療資源の効果的・効率的な使用の観点から現実的ではないことを考えると，対象者の嚥下能力をスクリーニングしたうえで必要とされる対象者に対してVF・VEを実施することが望まれます（次頁**コラム1**参照）。

**図6-4**に直接訓練開始判断に至るまでのプロトコールの一例を示しました。病歴などの事前情報，全身の観察，口腔内の観察などから，前ページの開始基準a）～c）に照らしてハイリスクの対象者をピックアップすることができます。問題となるのはd）"高度の誤嚥がなく，誤嚥リスクが制御範囲である"という点です。咽頭，喉頭のクリアランスの程度は呼吸，発声時の湿性喘鳴<ruby>湿性喘鳴<rt>しっせいぜんめい</rt></ruby>が一定の指標になります。また吸引がどの程度必要かによっても唾液誤嚥の推測が可能です。唾液レベルで高度誤嚥が推測される場合には，この段階で水飲みテストのような実際の水分を使用した臨床評価に進むかどうかは慎重に判断しなければなりません。

対象者の嚥下能力を推定するためにはいくつかのスクリーニング評価を組み合わせることで精度の高い評価を行うことができます。たとえば，直接訓練開始の可否判断にとって改訂水飲みテスト（MWST：modified water swallowing test）などの各種水飲みテストは感度が高いものの，特異度は低いという難点があります[3]（次頁**コラム2**参照）。臨床的検査をいくつか組み合わせることで検査のもつ特性を補うことが可能です[4,5]。とろみ水による水飲みテストやその他のベッドサイド評価を組み合わせ，最終的にVF・VE

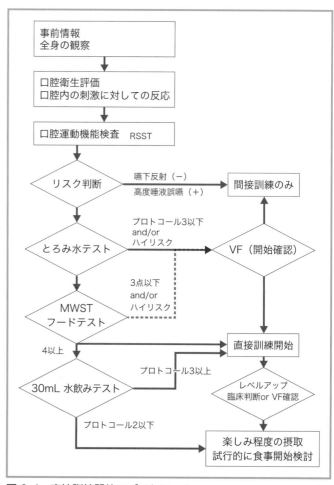

図6-4 直接訓練開始のプロトコール

で判断すべき対象者を絞り込むことで，直接訓練を開始するには危険な症例を排除しつつ可能性の
ある症例を最大限選択することができます。

### 4）直接訓練開始に向けて

　脳卒中急性期もしくは回復期の初期ではまだ覚醒自体が安定しないことが多いので，言語聴覚療
法のなかでも離床を促し覚醒を上げていくさまざまな取り組みが必要になります。口腔ケアの実施
は看護ケアの一部でもありますが，摂食嚥下機能改善のために口腔内への刺激の導入という意味合
いもあります。体幹，頭頸部の姿勢を嚥下にとって最適な状態に整えたうえで口腔ケアを行い，口
腔刺激に対して口腔運動の誘発と嚥下反射惹起を促していきます。嚥下反射誘発手技を組み合わせ
ることも有効です。

### 5）直接訓練開始と訓練方法の選択

　直接訓練を開始するにあたって明確にすべきは練習プログラムの詳細な設定です。開始段階では
嚥下能力自体に制限があるため，できうる限り安全に最高のパフォーマンスが得られるように練習
を進めていかなければなりません。最適な姿勢，最適な食形態，特殊な嚥下方法，一口の量，嚥下
後の残留への対応など[6]最善の状況をつくり出して練習を進めていきます。また，誤嚥のリスク
も配慮し，誤嚥した場合に侵襲性の低い性状のものを選択します。

　練習方法の選択は臨床症状の評価に基づいて行います。嚥下のプロセスのどの段階に問題がある

## VF，VE は絶対正しいか？

　VF，VE は摂食嚥下障害の研究，臨床のなかでその有効性は確立されており，ゴールドスタンダー
トとされています。身体の外部からは観察できない嚥下を評価するためには VF，VE による画像評
価は重要です。
　しかし，VF 像だけからその対象者の嚥下状態をすべて理解することは困難です。VF，VE で観察
できる嚥下の回数は限られるため，たとえそこで良い結果が得られたとしても長い食事時間全体の嚥
下状態を保証するものではありません。また，検査場面の心理的緊張から通常の嚥下状態よりも悪い
結果になる場合もあります。実際の摂食場面を見ずに VF 評価だけで何らかの診断を下すことは対象
者の能力を過小評価，過大評価する危険性があります。臨床観察と VF は相補的なものと思ったほう
がよいでしょう。

## 感度と特異度

　ある疾患を有する場合，その検査を行うことによって正しく陽性と判断できる確率（真陽性の割
合）を感度と呼び，疾患がない場合に正しく陰性と判断できる確率（真陰性の割合）を特異度と呼び
ます。開始の可否判断のために MWST を使用したとすると，MWST 3 点をカットオフポイントとす
れば経口摂取を始めてはいけない人を高い確率でピックアップできそうです（感度は高い）。しかし
水分レベルで誤嚥していても，とろみをつけることで誤嚥せず直接訓練を開始できる人までも開始す
べきではないと判断してしまうことになります（特異度が低くなる）。

のか，どのような性質の問題があるのかを明確にしたうえで練習方法を設定します[7]。どの対象者に対しても直接訓練はアイスマッサージをしたうえでリクライニング位30度で開始する，といった判で押したようなやり方は望ましくありません。

たとえば，咽頭期障害がある場合でも，嚥下反射の惹起遅延があるのか，気道防御の難しさがあるのか，咽頭収縮が不十分なのか，食道入口部の機能不全があるのか，など症状は多様であり，症状に基づいた間接訓練，直接訓練の方法を選択する必要があります（**図6-5**）。咽頭期の症状の分析にはVF・VEによる画像評価が威力を発揮します（**図6-6**）。

### 6）段階的な改善と経管抜去に向けて

直接訓練を開始するにあたっては，最大限に安全性を担保できる食形態，一口量，姿勢の調整，嚥下の方法をとりながら開始します。ここから「食事」として一定量が摂れるようになるまでには，本人の機能の改善に合わせ食形態，摂取量，食事姿勢，嚥下の方法を段階的に変化させていきます。（**図6-7**）。

### 7）食形態

食形態はペースト，ゼリーといった限定的な形態から次第に形のあるものへ変化します。このプロセスのなかでは嚥下調整食の質が決定的に重要になります。同じペースト状の食事でも付着性が強くなるとペーストとしてのメリットが生かせません。水分もとろみの濃度が濃すぎると付着性が強すぎ残留によりデメリットが強くなる場合もあります。いわゆるソフト食も固さだけが問題なのではなく噛みこなした後どの程度まとまりをもてるか，ばらばらになりやすいか（凝集性）によって嚥下の難易度が大きく変わります。食物の物性と嚥下動態との関係を丁寧にみていく必要があります。

その施設のなかで嚥下調整食にどのような段階付けがなされているか，またおのおのの難易度を

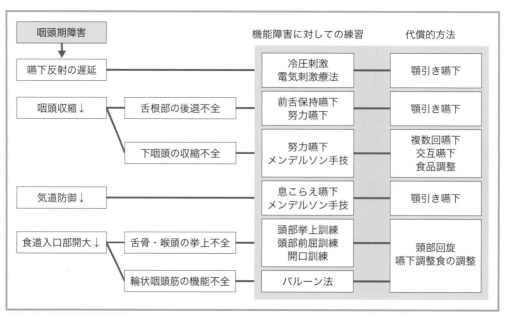

図6-5　訓練方法のロジック

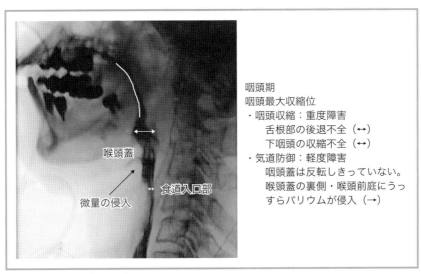

図 6-6　VF 咽頭期の評価

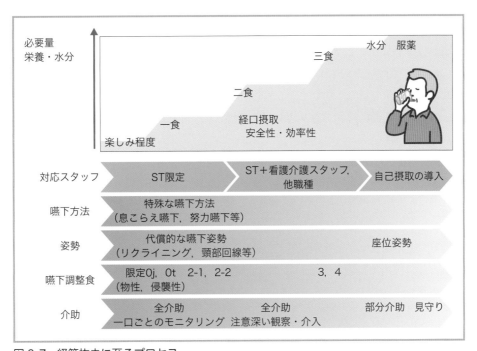

図 6-7　経管抜去に至るプロセス
注）嚥下調整食の分類は，図 6-8 を参照。

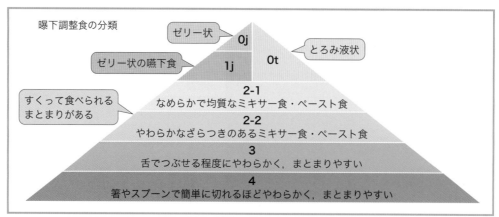

嚥下調整食の分類

ゼリー状　Oj

とろみ液状

ゼリー状の嚥下食　1j　Ot

2-1
なめらかで均質なミキサー食・ペースト食

すくって食べられる
まとまりがある

2-2
やわらかなざらつきのあるミキサー食・ペースト食

3
舌でつぶせる程度にやわらかく，まとまりやすい

4
箸やスプーンで簡単に切れるほどやわらかく，まとまりやすい

図6-8　嚥下調整食　学会分類2013より[8]

どのように判断し調整されているかも問題となります。同じソフト食という名前でもAという施設とBという施設では実態が全く異なるということもよく経験します。

　このような事態は対象者の現在の能力を正確に記述することの妨げにもなりますし，また退院後の他施設，在宅への申し送りに際しても誤解を招くおそれがあります。日本摂食嚥下リハビリテーション学会では学会分類として嚥下調整食の区分を2013年に設定し，使用を推奨しています（**図6-8**）[8]。これは統一的な基準を設けることで，望ましい嚥下調整食の基準を提示する意味と施設間の連携を取りやすくする意味があります。施設のなかでどのような嚥下調整食の区分，調理法を導入するかは栄養科，施設経営者を巻き込んだ課題であり，言語聴覚士の立場からの提案も必要になります。

## 8）嚥下姿勢・嚥下方法

　安全性の確保の意味から，重症例ではリクライニング位での食事姿勢や頸引き嚥下，頸部回旋などの食事姿勢をとる場合があります。また息こらえ嚥下，努力嚥下などの特殊な嚥下方法を導入する場合があります。直接訓練開始段階では1回の嚥下ごとのモニタリングにより残留が疑われる場合には再嚥下，交互嚥下などを行い咽頭クリアランスを確保していきます。嚥下機能の改善に伴いこのような方法は段階的に変更していきます。機能がある程度良くなっているのに，いつまでもベッド上リクライニング位で練習を続けたり，不必要な嚥下方法を対象者に指示し続けたりすることは避けなければなりません。

## 9）摂取量

　安全性と効率性は相反的な関係にあり，経口摂取への移行段階では摂取時間が長くなると疲労等の影響から誤嚥のリスクは高まります。安全に摂取を進めようとすると一定時間で摂取できる量は自ずから少なくなります。

　練習が進み摂取できる量や食事回数を段階的に増やしていきますが，最終的に水分量や服薬方法が問題になる場合もあります。嚥下調整食で三食摂取できていても水分や服薬管理のために経管栄養が継続される場合もあります。また本人の食思の問題から摂取量が増加しにくい場合もあります。

## 10）担当スタッフ

　リスクが高い段階では安全に摂取できるためには特殊な嚥下方法やそのときどきに応じた反応の評価と対応が求められます。高い専門性が求められる段階では言語聴覚士もしくは摂食・嚥下障害看護の認定看護師などの専門スタッフのみが対応します。この段階では量よりも安全性の確保が最優先されます。

　リスクが低下し経口摂取が実用的な段階へ進んでいくと，言語聴覚士による治療的な介入から他職種による介助へと切り替えていきます。言語聴覚士の手から看護・介護スタッフへ介助や見守りが移行するにあたっては，なぜそのようなやり方が必要なのかわかりやすい説明と方法の提示が必要です。また多くのスタッフに周知してもらうためには情報をどのような形で提供するのがいいか検討が必要です。

　適切な人員配置や，他職種を含めた摂食嚥下障害に対しての教育，経口へ移行する複数対象者の管理など，これらは施設のマネジメントにかかわる問題です。チーム全体で問題を共有し対象者が不利益を被らないようにするための方法を組織として考えていく必要があります。言語聴覚士もこのようなマネジメントの問題に対して多職種と協力し積極的にかかわっていきたいものです。

## 11）食事の自立に向けて

　経管抜去スケジュールとあわせて，どの段階から介助から自己摂取を導入するかを検討しなければなりません。一人で食事ができるためには食事姿勢や上肢操作といった運動能力からの問題，また安全に食べるために“食べ方”にも注意を払いコントロールできるかといった認知機能からの問題が関与します。

　片麻痺症例では食事の姿勢が円背になることで顎が上がってしまい，頭頸部の位置関係が安全な嚥下に適さなくなることがあります。非対称的な姿勢となることで上肢の使用がよりしづらくなるなどの問題が生じます。また，利き手交換が必要になる場合もあります。食事場面での姿勢の調整や上肢操作の練習，自助具の設定など作業療法士との協働が求められるところです。

　一人で食べる場合には，いくつかの皿や椀の中から食べたいものを選択し，その料理に見合った食具の操作と口への運び方をし，口の中に入った後も咀嚼嚥下をしながら次の一口の準備をしているといった行動を連続的に行っています。このような行為を遂行するには，発動性，空間的な注意，注意の配分・転換，運動の持続と切り替え，自己モニタリングなどさまざまな認知機能が関与します。介助で食べていたときとは比較にならないほど本人の認知的な負荷もかかります。

　言語聴覚士や作業療法士は食事行動を通じて本人の食事に必要な認知機能の評価を行い，食器の配置，配膳や食具の工夫などを行います[9]。当然一人では難しい要素に関しては何らかの援助が必要になります。本人の能力によっては長期的に介助が必要な場合もあります。食事動作の介助，声かけの仕方など最適な方法の選択と，その方法を関係する看護・介護スタッフ，家族などと共有していくようにします。

# 3．在宅での食事の問題

## 1）病院食から「食事」へ　～医学的視点からの転換～

　病院のなかの摂食嚥下リハビリテーションではリスク管理を十分に行ったうえで嚥下機能をいかに改善し，必要量を安全に効率的に摂取できるかが問題になります。また嚥下調整食では，柔らかさ，凝集性，付着性といった物性や栄養量が関心の中心になります。

　ところが日常生活における食事は栄養摂取という意味以外に食べ物の味や食感を楽しむものであり，家族の団らんや，友人との社交の場でもあります。病院のなかでの摂食嚥下リハビリテーションが機能障害に比重が置かれるのは，病期の特性や医療がこの時期に果たすべき役割から致し方ないところでもあります。しかし，生活の場が病院から居宅へと移行すると，機能障害としての「摂食嚥下」の問題から活動・参加としての「食事」の問題へと，その性格は大きく変化していきます。病院のリハビリテーションスタッフは在宅のこのような特性をよく理解したうえで急性期・回復期のリハビリテーションに当たる必要がありますし，在宅生活に向けた準備を行う必要があります。

## 2）嚥下調整食の調達

　食形態に何らかの配慮が必要な場合，在宅でどのようにして調達するかを入院中に相談，調整する必要があります。家庭によって介護力はさまざまなので，その介護力の評価とそれに合わせた現実的な対応が求められます。介護者が調理する場合には調理方法の紹介などを行います。ミキサー，圧力鍋の使用や，増粘剤，ゲル化剤を使用した調理方法の説明などが一般的ですが，食事の嗜好は個別性の強いものです。病院の提供する嚥下調整食では食欲が湧かず摂取量が進まないということはよく経験します。

　本人の嗜好に合わせた調整ができる，たとえば刺身が好きな人なら脂分の多いネギトロを勧めてみる，肉が好きな人なら霜降りの柔らかいものでたたきにする，などの工夫ができるところが在宅での強みでもあります。一律に増粘剤，ゲル化剤で調整するのではなく，本人の嗜好や食品の特性にあわせて調理方法を紹介するなどのきめの細かい指導を行いたいものです。

　現実的には，老老介護や本人単独での生活が多い現状では配食サービスや市販の嚥下調整食の活用も必要になります。地域ごとの情報の収集と提供が必要になります。

## 3）在宅でのチャレンジ

　日本の現在の医療体制では病期を通して1つの施設がその人を見続けることはまれで，急性期，回復期，生活期と機能分化が行われています。入院治療を終え退院した後，在宅生活で摂食嚥下障害の悪化や改善が生じることはまれではありません[10]。急性期もしくは回復期で経口摂取は困難と判断され胃瘻造設した対象者が，在宅療養を続けるなかで経口摂取ができるようになったという例もしばしば耳にします。

　中等度～重度の脳卒中後の偽性球麻痺のなかには，発症後半年以上をかけて段階的に回復する例があります。このような例では急性期病院のなかで経口摂取が困難であると判断されるのは無理からぬところもあります。また急性疾患の場合，全身状態の悪化に伴い嚥下機能も低下している状態では，原疾患が軽快したのちどの程度まで嚥下機能が改善するかを予測することは困難です。いず

れにせよ，急性期・回復期の時点での判断をそのまま継続するのではなく在宅での再評価が実現できる体制が望まれます。訪問言語聴覚士に求められることとして，嚥下機能の正確な評価があります。できれば訪問診療や外来などでVE，VF実施が可能な協力体制があることが理想ですが，機器を使用した評価ができない状態で臨床評価のみの判断をしなければならない場合もあります（**コラム3**参照）。

　在宅での経口摂取再開に向けた取り組みには，かかりつけ医の理解と協力，誤嚥性肺炎などの発症に対して支援体制がしっかりあることは大前提となります。指示医への報告と指示依頼は細かく行うようにします。

　直接訓練実施にあたってはリスクを極力避ける必要があります。家族への移行はできるだけ慎重に，家族の介護力，無茶をしないかなどを十分に考慮したうえで説明と合意のもとで進めていかなければなりません。

## コラム3　VF，VE が実施できない環境では

　外部から観察のできない嚥下咽頭期に関してVF，VEによる観察は決定的です。しかし，VF，VEを使用しない臨床評価からも蓋然性の高い推測をすることは可能です[11]。臨床評価による注意深い観察と画像評価を比較することを重ねていくことで，臨床的な観察からある程度VF像を推測することができるようになります。口腔運動と嚥下反射惹起のタイミング，嚥下反射惹起時の喉頭運動，嚥下音，再嚥下の起き方，嚥下後の咳嗽（がいそう），喘鳴（ぜんめい）などが手がかりとなります。

　在宅の現場で働く言語聴覚士の場合，臨床評価のみで摂食嚥下リハビリテーションを実施する場合も多いわけですが，臨床評価と画像評価を比較するといったトレーニングをどこかで積むことが望ましいでしょう。

# 4．在宅生活での機能の低下に対して

## 1）変性疾患による摂食嚥下障害

　在宅の摂食嚥下障害のなかで，変性疾患に対する対応は非常に難しい課題です[12]。これらの疾患のうち最終的には経口摂取が困難になる場合も多いわけですが，疾患や疾患のなかのサブタイプにより進行スピード，症状はさまざまです。筋萎縮性側索硬化症（ALS）のように球症状が急速に進行する場合もあれば[13]，パーキンソン病のように投薬の効果がみられるものもあります[14, 15]。またアルツハイマー病では認知症による食行動の問題や拒食[16]が問題となります。

　言語聴覚士の役割としては現時点での摂食嚥下機能を正確に評価すること，発話・摂食嚥下機能の維持のための練習，食物形態，嚥下時の工夫などをすることで，安全性の確保と経口摂取の維持が目標になります。機能の限界と生命予後が限られているなかで，食べることに関して，どのように向き合っていくかについては，対象者・その家族の意思決定を尊重しながら，その決定に対して一番メリットのある対応方法を提示していくことが求められます。さまざまな対象者・家族の思いに共感できる柔軟性と，専門職としての対応の引き出しを多くもつことが必要になります。

## 2）加齢による変化

　一般的に加齢に伴い運動機能をはじめさまざまな機能が低下することが知られています。嚥下機能も例外ではなく，青年・壮年期と比較して嚥下器官の生理的側面，構造的側面で低下がみられ，老嚥（presbyphagia），オーラルフレイルなどの用語が使用されます[17]。

　基礎疾患をもった高齢者では誤嚥性肺炎や骨折などによる入院などのイベントを契機に嚥下機能が急激に低下することもよくみられます。たとえば，ベースに脳血管障害，パーキンソン病，アルツハイマー型認知症などの神経障害，慢性閉塞性肺疾患（COPD）や心不全のような呼吸循環器系の疾患などをもち，要介護状態で自宅療養をしていた人たちです。このような高齢者の嚥下機能の低下はサルコペニア（加齢に伴う筋力の減少または老化に伴う筋肉量の減少[18]）との関連で論じられることもあります[19]。

　摂食嚥下障害悪化のメカニズムなどは学術的にもまだ解明されていない部分が多く，臨床的にはわれわれに非常に難しい課題を突きつけます。急性期を担当する言語聴覚士は，高齢者の誤嚥性肺炎発症後に食事の再開，調整，嚥下機能改善にあたることが多くあります。食事開始の可否や，居宅に帰るにあたり病前の食事に戻せるかが焦点になります。この判断は難しく，いま目の前にある嚥下機能は肺炎による全身機能の低下に伴う一時的な機能低下なのか永続的なものなのか，それによっても評価は大きく異なります。また居宅に戻るにあたっても，病前の食事状態で戻れるのか，嚥下調整食を含めさまざまな対応が必要になるのか判断が必要になります。言語聴覚士は現在の嚥下機能を正確に評価するだけでは不十分で，他のさまざまな情報を統合したうえでの臨床推論が必要になります。

　病前の生活や食事の状態と現在の状態をどのように評価，判断するのか，たとえば以前から摂食嚥下障害はあり，ぎりぎりの状態でなんとかきていたものが破綻した，つまり潜在的な能力自体が低いのか，摂食嚥下機能にさほど大きな問題がないにもかかわらず今回肺炎を発症したのか，たとえば胃食道逆流症などの可能性はないか，また不顕性誤嚥があり咽頭期機能は低下しているにもかかわらず家族にはわかりにくかったなど，さまざまな可能性を考えていかなければなりません。現在の全身状態や基礎疾患がある場合には，それらの状態が今後どのように推移しそうなのかも食事の可否を考えるうえでは重要です。

　治療が優先される急性期において，診断と治療方針の決定は医師の役割ですが，言語聴覚士は医師に向け嚥下に関連する情報を整理し伝達することで，正確な診断と治療方針の決定に協力することができます。このためには言語聴覚士は，本人の医学的背景を理解したうえで本人，家族，主治医，他の医療・介護スタッフから必要となる情報をうまく引き出さなければなりません。さらに，リハビリテーションの方向性や在宅に向けて食事をどのように進めていくか顔を合わせてのディスカッションができることが大切です。言語聴覚士に求められるものは"言語聴覚士としてのコミュニケーション能力"でもあるわけです（図6-9）。

## 3）終末期にあたって

　経口摂取の継続にあたっては，疾患の進行に伴い臓器的にも食物の消化吸収が困難になる場合，意識障害が強く自発的な経口摂取が困難な場合など，口腔咽頭期障害以外の要因が大きく関与します。超高齢社会を迎え，どのように人生を終えるのかは医療職のみならず一般市民にとっても身近

パーキンソン病，在宅療養中，家では普通食摂取，今回誤嚥性肺炎で入院。STに嚥下機能評価および訓練の指示

口腔機能の評価，スクリーニング検査実施
（RSST 4回，MWST：4）

嚥下機能わるくなさそうだけどとりあえず先生に結果報告して間接訓練でもしておこう…

ダメダメST

普通のST

嚥下機能わるくないので経口摂取できそう。家でも普通食摂取してたみたいだし…。問題なかったようだけど肺炎後だしVFで確認したほうがよさそう。
念のためとろみつけて嚥下調整食にかえてもらおうかな？
先生に相談してみよう。

## 情報収集

家族からの聴取
調子の良いときはなんの問題もないんですけど，悪いときは口の動きが途中でとまって時間がかかるしむせることもときどきあります。

理学療法士（PT）/看護師から聴取
Wering off時はやっぱり動き止まりますよ，そんなときは唾液でむせてることも

このレベルで何で誤嚥性肺炎？
家での食事の詳しい様子聞かないとわからないわ。
パーキンソン病だし服薬の影響は？
病棟やPT場面では？

イケてるST

抗パーキンソン薬On時は嚥下機能は良好で経口摂取可能なレベル，ただしOn時とOff時で嚥下機能の乖離が疑われます。不顕性誤嚥を否定する目的でVFもご検討ください。

ご家族には食事時間と服薬のタイミングを伝えよう。
薬剤師さんにも声かけとこ！

## 申し送り

医師　診断
診療の方向性の決定
処方・指示
■経口摂取継続
■服薬調整，退院後の食事の指導を家族・本人に行った上で退院

調子が悪いときの食事方法とか切り上げのこともご家族にお伝えしなきゃ

求められるものは
"言語聴覚士としてのコミュニケーション能力"

図6-9　言語聴覚士の対応

な問題になっています[20]。胃瘻などの補助栄養手段の使用の可否など，臨床倫理上の問題が大きくクローズアップされてきます。

　人生の最後をどのように生き，また死を迎えるかは，その人や家族が主体的に選択すべき問題です。医学的な側面のみならず，家族・本人の死生観，その人が生きる文化，宗教上の問題，法律上の問題がからみ，関係者の中で葛藤が生じます[21,22]。摂食嚥下障害を担当する言語聴覚士は，終末期における食事の問題に直面することが今後さらに増加します。言語聴覚士も自分の立場に固執することなく，さまざまな側面から問題を考えることができる柔軟性や，関係者のなかで話し合いがもてる関係性をつくり出していくことが求められます。

【引用文献】
1) 小口和代：脳卒中の嚥下障害，Monthly Book Medical Rehabilitation；83：49-55，2007
2) 岡田澄子，小島千枝子：直接訓練の概念・開始基準・中止基準．日本摂食嚥下リハビリテーション学会（編集）日本摂食嚥下リハビリテーション学会eラーニング対応 第4分野 摂食嚥下リハビリテーションの介入．Ver.2 II直接訓練・食事介助・外科治療，医歯薬出版，p.2-3，2015
3) 横関恵美，巨島文子，辻有希子，他：急性期脳梗塞による嚥下障害における改訂水飲みテストと1％とろみつき水飲みテストの併用法の有用性について，脳卒中；39号：2017
4) Kertscher B, Speyer R, Palmieri M, et al：Bedside screening to detect oropharyngeal dysphagia in patients with neurological disorders: An updated systematic review. Dysphagia；29(2)：204-212, 2014
5) Martino R, Silver F, Teasell R, et al：The toronto bedside swallowing screening test（TOR-BSST）development and validation of a dysphagia screening tool for patients with stroke. Stroke；40(2)：555-561, 2009
6) 日本摂食嚥下リハビリテーション学会医療検討委員会：訓練法のまとめ，日本摂食嚥下リハビリテーション学会誌；18巻1号：55-89，2014
7) 倉智雅子：嚥下造影（VF）画像解析―異常所見の奥を見る眼と知の融合，言語聴覚研究；14巻2号：79-86，2017
8) 日本摂食・嚥下リハビリテーション学会医療検討委員会：日本摂食・嚥下リハビリテーション学会嚥下調整食分類2013，日本摂食嚥下リハビリテーション学会誌；17巻3号：255-267，2013
9) 柏木正好：環境適応―中枢神経系障害への治療的アプローチ，p.153-161，青海社，2004
10) 稲本陽子，小口和代，保田祥代，他：脳血管障害による摂食・嚥下障害患者の退院後のフォローアップ，日本摂食嚥下リハビリテーション学会誌；8巻2号：135-142，2004
11) 大沢愛子，前島伸一郎，棚橋紀夫：脳卒中患者における食物嚥下と液体嚥下－フードテストと改訂水飲みテストを用いた臨床所見と嚥下造影検査の検討－．Japanese J Rehabil Med；49巻11号：838-845，2012
12) 治療指針作成委員会日本神経治療学会編．神経疾患に伴う嚥下障害，神経治療；31巻4号：437-470，2014
13) 日本神経学会監修：筋萎縮性側索硬化症ガイドライン2013，p.106-113，南江堂，2013
14) 日本神経学会監修：パーキンソン病診療ガイドライン2018，p.198-199，医学書院，2018
15) 野崎園子：パーキンソン病の摂食嚥下障害，Jpn. J. Rehabil. Med；56：195-198，2019
16) Marcus EL, Berry EM：Refusal to eat in the elderly, Nutr. Rev.；56(6)：163-171, 1998
17) 福岡達之：加齢による口腔機能および嚥下機能の低下とその対策，言語聴覚研究；17巻11号：36-44，2020
18) 厚生労働省：日本人の食事摂取基準（2020年版），p.411，2019
19) 藤島一郎，倉智雅子，荒井秀典，他：サルコペニアと摂食嚥下障害4学会合同ポジションペーパー，日本リハビリテーション栄養学会誌；3巻1号：128-138，2019
20) 厚生労働省：人生の最終段階における医療・ケアの決定プロセスに関するガイドライン．2018．https://www.mhlw.go.jp/file/04-Houdouhappyou-10802000-Iseikyoku-Shidouka/0000197701.pdf
21) 日本老年医学会：高齢者ケアの意思決定プロセスに関するガイドライン 人工的水分・栄養補給の導入を中心として，2012．https://www.jpn-geriat-soc.or.jp/proposal/pdf/jgs_ahn_gl_2012.pdf
22) 藤島一郎：摂食嚥下障害における倫理の問題，Jpn. J. Rehabil. Med.；53巻10号：785-793，2016

# 第７章

# 運動機能の理解

言語聴覚士が移乗や歩行介助を行う場面は増えてきており，実技をする際の基本となる知識も求められるようになってきました。本章では，言語聴覚士が知っておくことで，臨床場面で運動機能をみる際の視点の一助となるポイントについてお伝えします。

## １．言語聴覚士と運動

　運動とは，からだを動かすことを指し，口の中の動きから，座る，歩くなど体幹四肢の動きまで，さまざまなものを含みます。ここでは，言語聴覚士にとって学ぶ機会が少ない，姿勢や動作などにかかわる体幹四肢の運動について取り上げます。

　理学療法士や作業療法士と同じように，われわれ言語聴覚士が体幹四肢の運動について評価やリハビリテーションを実施できることが必要なのではなく，他職種と情報共有をする際に相互に内容を理解し，全体像をとらえることができる程度の知識を身につけておくことが大切です。

## ２．運動の基本

　運動に関する脳神経は，錐体路と錐体外路の２つのグループに分けられます（**図7-1**）。錐体路は，おもに手や足など意識的かつ正確で繊細な動きに関与しています。錐体外路は，体幹や下肢の動き（立位保持や歩行）に関与しており，無意識かつ自動的に安定を保証する働きをしています。これらの経路のどの部分に損傷を受けるかによって，障害の種類や程度，部位などが変わります。

## ３．言語聴覚士がかかわる運動に関連する問題

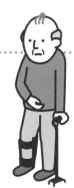

　運動障害には，運動麻痺，運動失調，パーキンソニズム（次頁**コラム**参照）などさまざまな症状があり，原因となる疾患も脳血管疾患や進行性疾患，脊髄損傷など広範にわたります（詳細については第３章「疾患と経過の理解」参照）。これらのうち，言語聴覚士がかかわることが多い運動障害にしぼり，運動麻痺，運動失調などについて述べていきます。

### ①運動麻痺

　言語聴覚士がかかわる運動障害のなかでもっとも多い障害の１つで，とくに脳血管疾患による片麻痺や四肢麻痺は経験することが多い症状です。疾患や損傷部位により麻痺のタイプは異なり，痙性や弛緩性などさまざまな症状を呈します。対応方法もさまざまで，症状に合わせた介入を行うこ

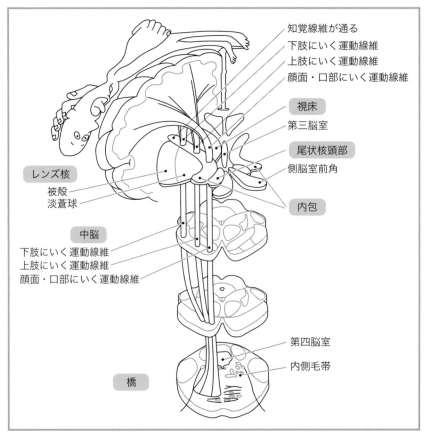

図 7-1　運動にかかわる脳神経の 1 例
（原　寛美, 吉尾雅春編集：脳卒中理学療法の理論と技術 第 3 版, p.286, メジカルビュー社, 2019）

とが重要となります。顔面麻痺などは，言語聴覚士においても重要な概念となります。

②運動失調

　失調症状も，臨床場面でよくみられる障害の 1 つです。運動失調の症状の本質は協調運動障害にあり，筋力低下がないにもかかわらず，目的的かつ円滑に行われるさまざまな運動の協調性が悪くなるために，その目的とする動きがうまく行えない病態を指します。代表的な症状としては，起立・歩行時のふらつき，手の巧緻動作の障害などがみられます。言語聴覚療法の領域においても，構音障害や摂食嚥下障害などでこの症状を呈することがあるので，イメージしやすいでしょう。

### コラム

## パーキンソニズム

　不随意運動を呈する代表的な病態にパーキンソニズムがあります。これは，パーキンソン病や多発性脳梗塞などによりみられることが多い病態です。1．安静時振戦，2．筋固縮，3．無動または動作緩慢，4．姿勢反射障害という「四大徴候」が特徴です。そのほか，円背姿勢，すり足，すくみ足，小刻み歩行，加速歩行などがみられます。

### ③不随意運動

自らの意思にかかわらず不随意に繰り返し筋収縮が起こって生じる運動のことを指します。これは，目的をもたず，比較的規則的なものから不規則なものまでさまざまで，意図せずに出現する，または意識的に制御できない運動のことです。大脳基底核病変などで生じることがあります。種類としては，振戦や舞踏運動，アテトーゼ，ジストニア，ジスキネジア，ミオクローヌスなどがあります。

### ④バランス障害（姿勢制御障害）

姿勢の保持，立位の維持，運動の遂行などを安定して行うことができない状態を指します。バランスは，静的バランスと動的バランスに分けられます。静的バランスは，外力が加わったときに動かず平衡が保たれている状態，動的バランスは，物体が動いている際に外力が加わっても動的平衡が保たれている状態をいいます。

バランス能力には，平衡機能（運動に伴う姿勢を維持したり，調整したりする神経系の機能），運動能力（筋力，敏捷性，姿勢など），感覚機能（表在感覚・深部感覚），認知機能，周囲の環境（路面の状態や障害物，明暗）などが関与するといわれています。つまり，脳の機能を高めることがバランス能力の向上につながると考えられるので，言語聴覚士の関与も重要となります。

### ⑤その他の運動障害

・筋力低下

麻痺や長期安静などにより筋力が低下した状態です。安静の程度によりますが，2週間の安静で20％程度，8週間後には入院時の60〜70％程度の筋力低下がみられるといわれています。また，安静による筋力低下は，非麻痺側にも生じるため注意が必要です。

・感覚障害

表在感覚（温・痛・触圧覚），深部感覚（位置・運動覚）に分かれます。脱失，重度鈍麻，中等度鈍麻，軽度鈍麻，正常に分類されます。

・関節可動域制限

麻痺により関節可動域に制限がみられることがあります。

拘縮：関節を他動的に動かそうとしても動きにくい範囲があること
痙縮：筋緊張亢進の一種で，速く動かすと抵抗が強く，ゆっくり動かすと抵抗は弱くなる
固縮：筋緊張亢進の一種で，速さに関係せず，初めから終わりまで一定の抵抗がある

# 4. 評 価

運動障害の評価では，麻痺，運動失調，関節可動域，筋力や筋量，筋緊張などが指標となります。一般的に実施されている評価を**表7-1**にまとめます。

### ①運動麻痺（片麻痺）の評価

脳血管障害を発症した人が，運動麻痺から回復する過程を6つのステージに分類した評価基準が「ブルンストローム・ステージ（Brunnstrom Stage；Brs）」です（**表7-2**）。その経過は全く動きが生じないレベル（随意運動なし）から始まり，徐々に関節ごとに運動ができるレベルに達してい

表 7-1　運動障害の評価

| 運動障害 | 評価の視点・評価方法 |
|---|---|
| 運動麻痺 | 運動麻痺の有無・程度<br>ブルンストローム・ステージ（Brunnstrom Stage；Brs） |
| 運動失調 | 失調の有無・程度<br>鼻指鼻試験，回内 / 回外試験 |
| 不随意運動 | 不随意運動の種類<br>振戦，舞踏運動，アテトーゼ，ジスキネジア，ミオクローヌスなど |
| バランス障害 | 平衡機能，運動能力，感覚機能，認知機能，周囲の環境<br>BBS（Berg Balance Scale），Time UP&Go テスト |
| 関節可動域 | 四肢・体幹の関節可動域 |
| 筋力 | 四肢・体幹の徒手筋力テスト（Manual Muscle Test；MMT） |
| 痙縮と固縮 | MAS（Modified Ashworth Scale） |

表 7-2　ブルンストローム・ステージ

| Stage | 運動パターン |
|---|---|
| I | 随意運動なし（弛緩） |
| II | 共同運動またはその要素（連合反応）の最初の出現期（痙縮発現） |
| III | 共同運動またはその要素を随意的に起こしうる（痙縮著明） |
| IV | 基本的共同運動から逸脱した運動（痙縮やや弱まる） |
| V | 基本的共同運動から独立した運動（痙縮減少） |
| VI | 協調運動ほとんど正常（痙縮最小期） |

共同運動：単一の運動を他の運動と独立して行うことができず，常に他と共同して，ある一定のパターン化した運動が起こる状態
連合反応：非麻痺側の運動で麻痺側の運動，麻痺側の下肢の運動に連動して上肢の運動などが起こること
協調運動：相互に調整を保ちながら目的とする運動を円滑かつ効率よく遂行する機能

きます。ブルンストローム・ステージは，上肢・手指・下肢の 3 つに分類して実施します。

　自分で動かせない状態は「Stage I または II」，連合反応がみられる状態は「Stage II」，自分で動かせる状態は「Stage III 以上」となります（**図 7-2**，**7-3**，**表 7-3**）。

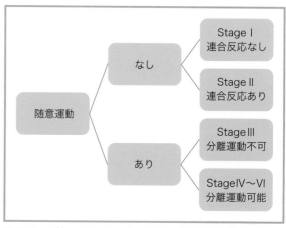

図 7-2　ブルンストローム・ステージの評価ポイント

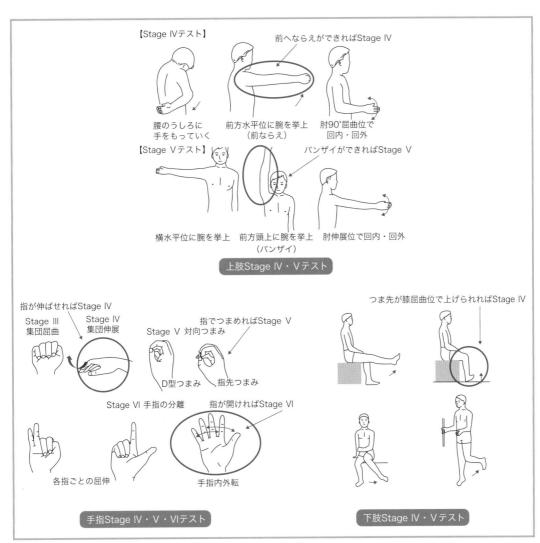

図 7-3 ブルンストローム・ステージの例　　（松澤　正：理学療法評価学 第 2 版, p.189-193, 金原出版, 2004）

表 7-3 上肢・下肢のレベルイメージ

| 上肢 Stage の実用手・補助手レベルのイメージ | | 下肢 Stage の歩行レベルのイメージ | |
|---|---|---|---|
| 上肢・手指Ⅱ | 非実用手の可能性が高い | 下肢Ⅱ | 体重支持ができれば，屋内の一部は介助歩行の可能性が高い |
| 上肢・手指Ⅲ | ごく一部の補助手の可能性あり | | 体重支持が難しい場合は車いす |
| 上肢・手指Ⅳ | 補助手の可能性あり | | |
| 上肢・手指Ⅴ | 部分的な実用手の可能性あり | 下肢Ⅲ | 屋外の一部，屋内は実用的な歩行の可能性が高い |
| 上肢・手指Ⅵ | 実用手の可能性あり | 下肢Ⅳ〜 | 屋外・屋内ともに実用的な歩行獲得の可能性が高い |

（加辺憲人：日本言語聴覚士協会令和元年度実務者講習会基礎編テキスト，2019 より一部改変）

表 7-4　運動失調の評価法

| 鼻指鼻試験 | |
|---|---|
| 方法 | 患者の指を自分の鼻に当てさせ，次にその指で検者の指先と，患者の鼻先を交互に触る。検者の指先は，患者の指の先端が肘を伸ばしてちょうど届くくらいの所に置く。回ごとに位置を移動させる。また，速度を変えるように指示し，これに応じられるかどうかをみる。 |
| 観察点 | 鼻先に正確に到達するか，振戦の出現，指の動き方（速度，強さなど） |
| 手回内 / 回外試験 | |
| 方法 | 手掌を上向きにして前方に伸ばし，手を最大速度で回内・回外する。一側の手掌を上に向け，それを他側の手掌と手背で交互にできるだけ速く，続けて叩く。 |
| 観察点 | 反復変換運動障害がある場合，正常よりも遅く，回内・回外の角度が減少したり，切り返しのリズムが乱れる。 |
| 注意点 | 正常でも利き腕のほうが運動が速いので，あらかじめ利き腕を確認しておく。 |

表 7-5　バランス障害の評価法

| Functional Balance Scale（FBS） | |
|---|---|
| 方法 | 「姿勢保持」「立ち上がり動作」などの簡単なバランス機能から「ファンクショナルリーチテスト」「タンデム歩行テスト」「片脚立位テスト」などの高度なバランス機能まで計 14 項目からなる。各項目は 4 点満点で，合計 56 点満点（最低 0 点）で評価 |
| 測定項目 | いす座位からの立ち上がり / 立位保持 / 座位保持 / 着座 / 移乗動作 / 立位保持 / 閉脚立位保持 / 両手前方リーチ / 拾い上げ / 振り返り /360 度方向転換 / 踏み台昇降 / タンデム立位 / 片脚立位 |
| 備考 | 46 点以上：転倒の危険性は低い，歩行補助具も必要ない<br>37 点以上：補助具があれば転倒の危険は低い<br>36 点以下：社会生活を送る高齢者にとって 100% 転倒の危険がある |
| Time UP & Go テスト（TUG） | |
| 方法 | 背もたれに軽くもたれた状態で開始し，いすから立ち上がり，無理のない速さで歩き，3 メートル先の目標物を回っていすに座るまでに要する時間を測定<br>筋力，バランス，歩行など日常生活能力との関連性が高いことが示唆されている |
| カットオフ | 11 秒以上で運動器不安定症のリスクあり |
| 備考 | 片麻痺患者の TUG：院内歩行自立 21.6 秒 |

②運動失調（失調の有無・程度）の評価

　運動失調を評価する試験には鼻指鼻試験や手回内 / 回外試験などがあります（**表 7-4**）。

③バランス障害

　バランス障害を評価する方法に，FBS（Functional Balance Scale），片脚立位テスト，Time UP & Go テストなどがあります（**表 7-5**）。

④その他の運動障害

　その他の運動障害の評価法を**表 7-6** に示します。

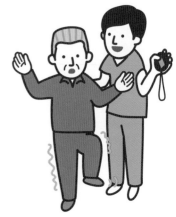

表7-6 その他の運動障害の評価法

| 筋力低下 | |
|---|---|
| 徒手筋力テスト（MMT） | 6段階で筋力の強さを表す<br>0は筋収縮なし，5は最大徒手抵抗に抵抗あり |
| 感覚障害 | |
| 表在感覚 | 毛筆や羽などで手指などの先端に軽く触れ，非麻痺側を10として麻痺側がどれくらい感じるかを答える |
| 深部感覚 | 麻痺側上下肢を他動的に動かし，非麻痺側で同じ角度になるように動かす |
| 関節可動域制限 | |
| ROM（Range of Motion） | 5度刻みで関節の動く範囲を評価。自動と他動がある |
| 痙縮 | |
| MAS（Modified Ashworth Scale） | 6段階で筋緊張の強さを表す<br>0は亢進なし，4は他動でも動かない |

## 5．基本動作

　基本動作とは，日常で行われる基本的な一連の動作のことをいいます。基本姿勢，体位変換動作，移動動作の要素からなり立ち，寝返り／起き上がり／座位保持／立ち上がり／移乗／立位保持／歩行を指します。安全性，安定性，スピードなどの状況を踏まえて，実用性について評価を行います。

表7-7 基本動作の評価視点

| | |
|---|---|
| 安全性 | 自分の身体状態に合わせて安全に行えているか（例：動作性急になっていないかなど） |
| 安定性 | 正しい動作を安定して行えているか（例：体が傾いたまま歩き出さないか　など） |
| スピード | 日常生活で必要となる速度に達しているか（例：横断歩道を渡れる歩行速度かなど） |

## 6．歩行補助具

　運動障害を補完する道具として，歩行補助具があります。歩行補助具は，下肢荷重負荷の軽減，歩行時の不安定なバランスの補助，歩行速度の向上などを目的に用いられます。さまざまな種類の歩行補助具が開発されており，生活様式を加味して適切に選択することが重要となっています（表7-8）。この点については，理学療法士や作業療法士が主体となり実施していることが多いですが，その対象や目的を知ることで，患者さんの状況を理解するヒントとなり，今後の生活や方向性を検討するうえでの情報につながります。

## 7．装　具

　装具とは，けがや病気による損傷などに対し，治療やリハビリテーション，矯正を行うための器具を指します。装具には下肢装具，上肢装具，体幹装具などがあります。採型して作製するものから既製品まで種類はさまざまですが，臨床場面で目にすることが多いのは下肢装具（図7-4）や上肢装具です。下肢装具については，脳血管疾患による麻痺に対して，麻痺側を補助する道具として

表 7-8　歩行補助具の種類

| 身体状態のみならず，使用する環境なども考慮して選定し，安全に歩行ができるサポートをする | | |
|---|---|---|
| 1本杖（T字杖） | | 接地面が小さいため，路面の凹凸にも対応しやすく，屋外レベルの歩行にも適応しやすい。一方，免荷機能が少ないため，麻痺側下肢の体重支持力やバランス能力が比較的保持されている人が適応となる。 |
| 4点杖 | | 脚部が4本に分かれており，支持面が広くなるため安定性が増し，免荷機能にも優れている。また，自立するので，屋内の伝い歩き時に併用しやすい。一方，接地面が広がる分，わずかな路面の凹凸でも不安定になりやすいため，屋外歩行には適さない。 |
| ロフストランド杖 | | 手部と前腕部で体重を支えて使用する。上肢を固定できるので支持性に優れ，運動失調の人などに適している。 |
| 歩行器 | | 広い支持面をもつため杖よりも支持性に優れており，歩行時のバランスが悪い場合に利用できる。ただし，上肢で支えるため，片麻痺など上肢機能が低下している場合は制限されることがあり，適応には検討が必要。また，杖に比べると大きく，かさばることや，車輪付きの場合は段差に弱いことなど，使用できる場所が制限を受けることもある。 |

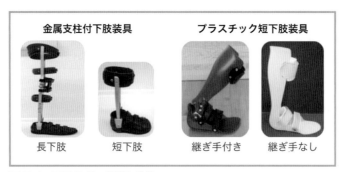

図 7-4　下肢装具の種類（例）

使用されることが多く，身体機能や生活様式など選択基準はさまざまですが，時期による目的の違いもあります。たとえば回復期であれば，段階的に鍛える時期であるため練習促進を目的とした選択となり，生活期では該当箇所を支える対症療法が目的となります。上肢装具としては重度の上肢麻痺の保護や管理のために装着するアームスリングなどがあります。これらの装具は患者さんの状態によって適性が変わるため，定期的に確認をする必要があります。

# 8．麻痺の回復と活動イメージ

　脳血管疾患により発症当初に麻痺を生じた場合でも，時間経過とともに軽快していくことは少なくありません。これは，脳の可塑性の影響が一因になっていると考えられています。これに加えて，

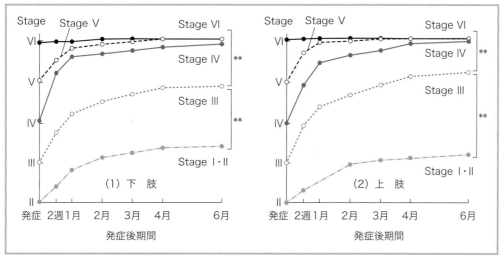

図 7-5　発症時の Stage 別の麻痺の回復
（二木　立：脳卒中患者の障害の構造の研究（第 1 報）－片麻痺と起居移動動作能力の回復過程の研究－，総合リハビリテーション；
11 巻 6 号：465-476，1983）

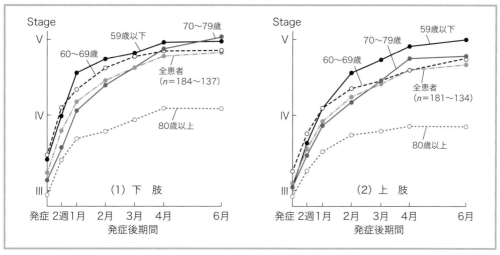

図 7-6　年齢別の麻痺の回復
（二木　立：脳卒中患者の障害の構造の研究（第 1 報）－片麻痺と起居移動動作能力の回復過程の研究－，総合リハビリテーション；
11 巻 6 号：465-476，1983）

早期から歩行練習などを行うことで，ある一定程度の改善が見込める予想値が示されています[1]。発症時の上下肢 Stage はⅠ・Ⅱ／Ⅲ／Ⅳ～Ⅵの 3 段階に区分でき，発症時の Stage は発症 6 カ月後の Stage と相関があるといわれています（**図 7-5**）。また，発症から 3～4 カ月は年齢に関係なく改善する可能性があるといわれます。ただ，全体的には高齢者のほうが麻痺の重症度は高い傾向があります（**図 7-6**）。麻痺の回復には，上下肢ともに "不使用を学習しない" ことも重要です。ADL の自立を優先させるために非麻痺側にのみ頼ると，麻痺側の不使用を学習することにつながります。

　歩行に関しては，さまざまな評価の結果を踏まえて判断をしていきます。とくに屋外歩行を検討

表7-9　歩行評価の指標

| 6分間歩行距離 | ・高齢者の基準（最速歩行速度）<br>　500メートル　　　　一般高齢者の平均値<br>　400メートル以下　　日常的な外出に制限を生じる<br>　300メートル以下　　ほとんど外出しない<br>　200メートル以下　　生活範囲がごく身近に限られる |
| --- | --- |
| 歩数 | ・在宅片麻痺患者の1日の平均歩数は5,700歩<br>・ブルンストローム StageV以上で絞り込むと平均7,000歩は歩行している<br>・健常高齢者では廃用性筋萎縮を防ぐためには1日4,000歩以上の日常生活活動が必要 |
| Time up & Go テスト | ・高齢者 TUG：運動機能に異常なし　　10秒以内<br>　　　　　　　屋外外出レベル　　　　20秒以内<br>　　　　　　　要介助レベル　　　　　30秒以上<br>・高齢者の外出とTUG：外出あり 15.9±6.8秒<br>　　　　　　　　　　　外出なし 19.3±8.9秒<br>・片麻痺患者のTUG：院内歩行自立　快速21.6秒，最速15.6秒 |
| 10メートル歩行時間 | ・脳卒中患者の屋外歩行自立度における速度の目安<br>　自立群は平均13秒，監視群は平均51秒<br>・もっとも速い信号機の設定が1m/秒<br>・高齢者での実用的な屋外歩行に必要な歩行速度<br>　健常者は10メートル歩行で6〜7秒<br>　片麻痺患者では24秒以上の歩行速度が必要 |

する際には，安全を保障するために歩行距離や歩行速度などを参考にして検討していくことが必要です（**表7-9**）。一方，安全を重視し過ぎると，廃用性筋萎縮につながる可能性があります。安全に活動できる環境を整えていくことも，リハビリテーションの重要な役割の1つと考えられます。

　箸の使用や書字については，実用手レベル（StageVI）に達することが必要となり，発症後1〜3カ月で上肢・手指がともに StageV になることが目安となります。実用手レベルに達しない場合には，早期に利き手交換を検討し，練習を進めていくことが自立度を上げるために重要な視点となります。なお，実用手レベルに到達しなくても，自助箸など福祉用具を利用することで自立できることもあるため，麻痺や感覚の状態，耐久性などを総合的に評価して検討していくことも重要となります。

## 9．転倒─認知機能と運動機能との関連

　高齢者の転倒の要因を調査した報告において，認知機能障害では1.8倍程度に転倒リスクが上昇するとされています（**表7-10**）[2]。転倒リスクの把握のためには，身体機能のみならず，認知機能を評価し，機能低下を予防することが重要です。とくに運動機能が低下している場合，その点を何らかの方法でサポートして，日常生活の動作につなげていく方法を検討することが必要です。この場合，言語聴覚士は認知機能の評価を適切かつ正確に行うことが求められます。たとえば整地をゆっくり安全に歩行できても，注意障害などで動作が性急になるような患者さんの場合は，安全に行動することが難しいため屋外での歩行を自立にすることは控えると思われます。その際，「危ない」「できない」と簡単に判断するだけではなく，声かけで注意喚起すれば安定することもあります。どのようにしたら患者さんが安全に行動できるかについて，機能・能力の両面で検討をし，

表7-10　高齢者の転倒の要因

| 要因 | 相対危険比−オッズ比<br>（平均） | 範囲 |
|---|---|---|
| 筋力低下 | 4.4 | 1.5〜10.3 |
| 転倒経験 | 3.0 | 1.7〜7.0 |
| 歩行障害 | 2.9 | 1.3〜5.6 |
| バランス障害 | 2.9 | 1.6〜5.4 |
| 歩行補助具の使用 | 2.6 | 1.2〜4.6 |
| 視覚障害 | 2.5 | 1.6〜3.5 |
| 関節疾患 | 2.4 | 1.9〜2.9 |
| ADL障害 | 2.3 | 1.5〜3.1 |
| うつ | 2.2 | 1.4〜2.5 |
| 認知機能障害 | 1.8 | 1.0〜2.3 |
| 80歳以上 | 1.7 | 1.1〜2.5 |

（牧迫飛雄馬：高齢者の認知・精神機能と転倒リスク，日本転倒予防学会誌；3巻3号：5-10，2017，一部改変）

伝えていくことが重要です。

# 10.　まとめ

　歩行などの運動を考える際，周囲への注意力や判断力など認知機能が関与します。その点において言語聴覚士の強みが発揮できるのではないでしょうか。言語聴覚士にはその強みを最大限に活かし，患者さんの日常生活活動をサポートできるよう，取り組んでいくことが期待されています。

【引用文献】
1）二木　立：脳卒中患者の障害の構造の研究−（第1報）片麻痺と起居移動動作能力の回復過程の研究，総合リハビリテーション；11巻6号：465-476，1983
2）牧迫飛雄馬：高齢者の認知・精神機能と転倒リスク，日本転倒予防学会誌；3巻3号：5-10，2017

【参考文献】
日本リハビリテーション医学会監修：リハビリテーション医学・医療コアテキスト．医学書院，2018
松澤　正，江口勝彦：理学療法評価学，第6版，金原出版，2018
落合慈之監修：リハビリテーションビジュアルブック，第2版，学研メディカル秀潤社，2016
奈良　勲，鎌倉矩子：標準理学療法学・作業療法学　神経内科学，第3版，医学書院，2009
江藤文夫，飯島　節編集：神経内科学テキスト，第2版，南江堂，2005

# 第8章

# ADLの理解

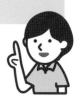

本章では，言語聴覚士に必要なADLの理解について説明します。言語聴覚士であっても，患者さんの生活支援にかかわり，退院計画に加わったり，参加の支援をしたりしていくために，ADLについて基本的な理解をしておくことが必要です。また，言語聴覚士が食事，整容，排泄などの介助に直接かかわる機会が増えています。より良い援助ができるように，かかわるポイントを理解しておくことも大切です。

## 1．ADL（Activities of Daily Living，日常生活動作）とは何か

ADLとは，家の中などで毎日行っている動作のことです。家の中を歩く，食事や洗顔，歯磨き，トイレ，着替え，入浴などのことで，生活するうえで必要な動作です（**図8-1**）。

### 1）ADLの定義

ADLとは，「1人の人間が独立して生活するために行う基本的な，しかも各人に共通して毎日繰り返される一連の動作群」（日本リハビリテーション医学会，1976）と定義されています。食事，整容，更衣などのADLに対して，買い物，清掃，服薬管理など，生活していくうえで行われる，より幅広い多様な活動を，手段的ADL（IADL：Instrumental Activities of Dairy Living），生活関連動作（APDL：Activities Parallel to Dairy Living）といいます。IADLやAPDLは必ずしも誰もが行うものではなく，個人差が大きいことが特徴です。

自立した生活を行うための基礎がADLであり，在宅生活を行うために必要です。誰の手を借り

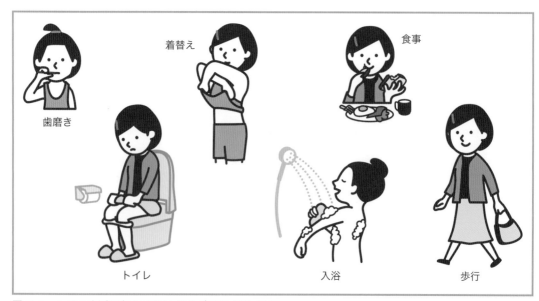

図8-1　1日の生活に欠かせないさまざまなADL動作

ることなく1人暮らしを行うためには，IADL が可能であることも必要になります。言語聴覚士が出会うことの多い脳損傷後の患者さんは，運動機能に障害を生じ ADL が低下することも多く，その場合にはまず基本的な ADL の自立がとても重要です。

| ADL | IADL（Lawton の尺度） |
|---|---|
| ●食事 | ●電話使用 |
| ●整容 | ●買い物 |
| ●更衣 | ●食事の準備（料理） |
| ●起居動作 | ●家事（清掃，身の回りの片づけなど） |
| ●移乗 | ●洗濯 |
| ●移動（階段） | ●外出時の移動（自家用車・公共交通機関・旅行を含む） |
| ●トイレ（排泄動作と排尿排便管理） | |
| ●入浴 | ●服薬管理 |
| ●コミュニケーション | ●金銭管理 |

## 2）ADL の項目

ADL にはさまざまな活動があります。おもなものを**表8-1**に示します。

表8-1　ADL の例

| 食事 | 食べ物や食具を食卓に並べるなどの準備，食物を口に取り込んで咀嚼して飲み込むこと |
|---|---|
| 整容 | 身だしなみにかかわる活動で，歯磨き，手洗い，洗顔などがある。男性であればひげ剃り，女性であれば化粧が含まれる |
| 更衣 | 洋服や下着を着替えることで，靴下や靴，装具（ネクタイやリボンなど）の着脱も含まれる |
| 基本動作 | ADL を行うのに必要な基本的な動作群のこと。起居動作（寝返り・起き上がり）・移乗動作・移動動作・座位・立ち上がり・立位などの総称 |

寝返り
（ベッド上で向きを変える）

起き上がり
（臥位から座位へ移る）

座位
（座った姿勢をとる）

移乗
（ベッドから車椅子（その逆）へ移る）

| 移乗 | ベッドや車いす，便座，床，浴室内でのシャワーチェア・浴槽などに乗り移る動作全体のこと |
|---|---|
| 移動 | ある場所から別の場所へ身体を移す際の過程のこと。いざり，歩行，車いすなど，その形態はさまざま。歩行では杖や装具を使用する場合が含まれる |
| 排泄 | 排便排尿コントロールと排泄動作全体を指す。排便排尿コントロールとは，尿便意を感じること，またそれを伝えること。尿便意とは，尿や便を"もよおす"感覚のこと。排泄場所や排泄形態はポータブルトイレや尿器などさまざま |
| 入浴 | お風呂に入ることやシャワーを浴びること。浴室内の移動や浴槽へのまたぎ動作，洗体・洗髪・洗顔を行うこと。体調の変化により入浴が難しい場合は，タオルで体を拭くこともある |

## 3）1日の生活と ADL

**図8-2**に，回復期リハビリテーション病棟での1日の生活の流れを示します。1日の中で ADL の活動が繰り返し行われており，生活をするうえで必須の活動であることがわかります。これらの

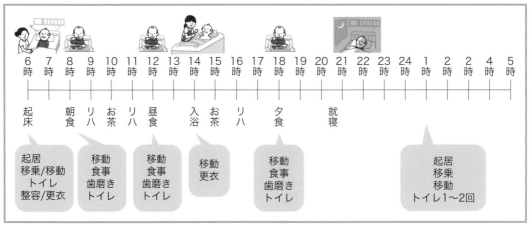

図8-2　回復期リハビリテーション病棟入院中の1日の流れ

活動は，入院中から退院した後の自宅生活や施設生活でも行われていくことになるので，入院中から患者さんの生活をイメージしておくとよいでしょう。

### 4）ADLと尊厳

身体に何らかの障害を生じ，それまで当たり前に行っていた身の回り動作が1人で行えなくなることは，耐え難い苦痛を感じる出来事です。好きな物を，好きなように，好きなときに食べることができない，トイレに行きたい，横になりたい，歯を磨きたいなど，当たり前の欲求を思い通りに叶えることができなくなり，不便さとともに，恥ずかしさ，情けなさなどの気持ちを抱き，自尊心を揺るがせられる事態となることが推測されます。

排泄が自立し，1人でトイレに行かれるようになった患者さんが，明るくなっていく様子を目にすることは少なくありません。ADLの自立は，その人の尊厳の保持につながります。

### 5）参加につながるADL

発症直後で障害の程度が重篤であれば，食事や排泄をベッド上で行わざるを得ない状況になります。起き上がることができて座位がとれれば，車いす上でできる活動が増え，食堂での食事，洗面所での歯磨きや洗顔，そしてトイレでの排泄など病院内（住居内）での活動が広がります。また，杖や装具を使用して歩行ができるようになれば，自宅近隣や町内など，より多様な場所での活動へと範囲が広がります。そして，耐久性が向上し公共交通機関の利用などが可能になると，遠方への外出も可能となり，旅行，趣味，復職などを検討することもできます（**図8-3**）。ADLやIADLの状況と生活能力の関係を理解し，それぞれの患者さんの可能性を広げる参加の提案ができるようになりましょう。

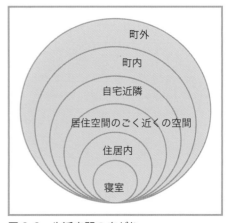

図8-3　生活空間の広がり
（原田，他，2010を参考に作図）

## 6）ADL の重症度と介護負担

表8-2 は，ADL レベルと介助量の大まかな目安を示しています。屋内自立では，自宅で1人で過ごし，留守番ができる場合が多く，家族は買い物など短時間の外出が可能になります。しかし，移乗や排泄に見守りを含め何らかの介助が必要になると，基本的には

**表8-2　ADL レベルと介助量の目安**

| ADL レベル | 生活能力と介助量 |
|---|---|
| 屋外自立 | 屋外歩行自立，旅行，復職など |
| 屋内自立 | 留守番，家事動作の一部が自立 |
| 見守り | 介助者の視界に入る範囲での生活が主 |
| 半介助 | 声かけや誘導，確認を含めた一部介助（1人介助） |
| 全介助 | 常に介助が必要で2人介助を要する場合もある |

介助者が一緒にいることが求められ，介助者の行動にも時間的制約が生じることになります。また，介助量がきわめて多くなると，介助は1人では難しく2人必要になります。全介助や一部介助では身体的な負担が伴い，見守りでは，援助せずに見守っていることに対する精神的負担が伴いやすいと推察されます。このように ADL に介助が必要になると，介助者になる可能性が高い家族の負担は，身体的，精神的いずれにおいても高まることが考えられるでしょう。

自宅生活における家族の介護負担を軽減するためには，その人ができる限り自立した生活を送れることが重要です。そのために使われるのが，社会保障制度であり，なかでも自立支援を目的とした制度に介護保険制度があります。介護保険では，要介護の程度に応じてサービスの頻度や内容が

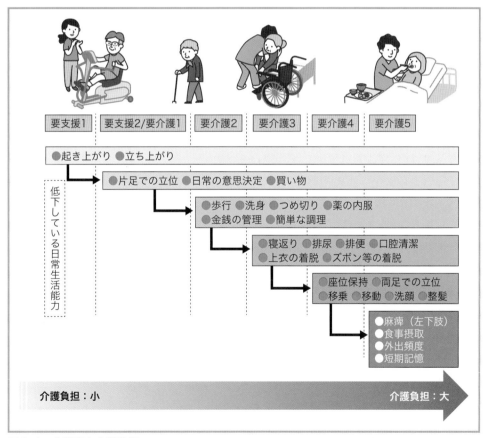

図 8-4　介護度と介護負担　　　　　　　　　　　（厚生労働省 HP「要介護認定の仕組みと手順」）

変わってきます。要介護認定は，介護は必要ないが支援が必要な「要支援1」「要支援2」，介護の必要量によって介護が少ない「要介護1」からもっとも介護が必要な状態である「要介護5」です（図8-4）。介護保険サービスには，自宅の改修，ベッドや車いすのレンタルのほか，訪問介護や通所サービスの利用などがあります。自宅生活での家族の負担を軽減する意味でも，活用できる資源がある場合は，積極的に通所・訪問のリハビリテーションサービスの提供を考えましょう。また，実生活場面で家族指導を行うことで，その人に合った介助方法を習得しやすく，介護負担感の軽減に有用なこともあります。

## 2．ADL のレベル

### 1）「できる ADL」「している ADL」とは何か

　その人の最大能力を発揮した状態で行う歩行やトイレ動作，着替えなどの動作が「できる ADL」であり，セラピストには，この「できる ADL」を向上していくことが求められます。一方，実生活場面で実際に行っている動作が「している ADL」であり，セラピストは直接生活場面を観察し，他職種から情報収集を行うことで「している ADL」を把握することも大切です（表8-3）。

### 2）「できる ADL」と「している ADL」の差を縮める

　ADL において，「できる ADL」と「している ADL」に差が生じることをわれわれは，しばしば経験します。たとえば，リハビリテーション時には理学療法士が軽く手を添える程度で歩行が可能であっても，病棟では車いすで生活しているような状況は珍しくありません。

　「できる ADL」と「している ADL」に差が生じる理由としては，リハビリテーション室のプラットホーム上では起き上がれるが，病棟のベッド上ではベッドマットが柔らかいために起き上がれないなど環境による差，日中は1人でトイレに行かれるが，夜間は介助が必要など時間による差，リハビリテーションの時間はがんばれるが，病棟では手伝ってもらいたいと考えているなど本人の理解や気持ち，人手が足りないため，歩行介助ができないなど介護側のマンパワー，などがあげられます。また，認知機能の低下によって動作にムラがあると，応用が利かない場合などもあります（図8-5）。

　「できる ADL」を「している ADL」につなげていくことは大切な視点です。日常生活のなかで，可能な限り「できる ADL」を実施していくことが，「している ADL」との差を縮めることにつながります。そのためには，他職種と連携し，リハビリテーションの場面でできるようになったことを，実際の病棟生活でも実施できるようにしていくことが重要といえます。たとえば，言語聴覚療法の場面でできるようになったことを，他職種と一緒に実施できるよう場面の拡大を図ります（図8-6）。その結果，実施する機会が増えることで効率的

表8-3　「できる ADL」と「している ADL」

| できる ADL | 最大に力を発揮したときにできる ADL |
|---|---|
| している ADL | 病棟や施設内，自宅内での生活場面で実際に行っている ADL |

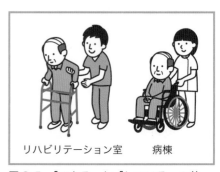

リハビリテーション室　　　病棟

図8-5　「できる」と「している」の差

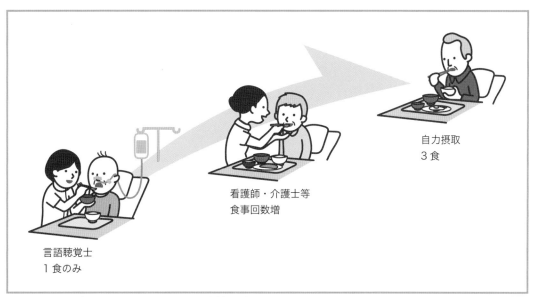

言語聴覚士
1食のみ

看護師・介護士等
食事回数増

自力摂取
3食

図8-6　リハビリテーションの場面から病棟生活へ

に能力が向上し，「している ADL」が拡大していくと考えられます。このように，リハビリテーションのなかで行っている最大の能力を，生活場面の「している ADL」に汎化させるための働きかけもリハビリテーションの大切な役割の1つです。

# 3．ADL の評価

## 1）評価を用いることの意味

　われわれがリハビリテーションを行う対象者は，家族も含め多くの職種がかかわっています。共通のツールを用いることで，対象者の大まかな ADL の状態を知り，その重症度を理解することができます。ADL の評価にはいくつかの評価法があり，回復期リハビリテーション病棟では FIM（ファンクショナル・インディペンデンス・メジャー：Functional Independence Measure）が頻繁に用いられます。また，生活期では BI（バーセル・インデックス：Barthel Index）が多く使用されます。

## 2）FIM

　FIM は基本的には，「している ADL」の介助量を数値化する評価法です。どのような疾患にも使え，適用されるのは7歳以上です。運動項目13項目と認知項目5項目からなり，採点は各項目共通で1～7点で行われ，合計は18～126点で，点数が多いほど自立度が高いことを示します（**表8-4**）。5点以下と6点以上で自立度に差があり，6点以上では，人の手を借りずに自立できる状態です。採点の原則は，自立度が低いときの能力を採用することとなっており，たとえば日中自立でも夜間介助の場合は，夜間の状態で採点を行います。経時的に評価を行っていくことで，回復過程をとらえることができ，転帰先や予後予測をする際の一助となります。また，実際の介助量を評価することから，多職種連携のツールとしても役立ち，チームアプローチに有効な評価法といえます。

表 8-4 FIM の評価項目と採点基準

| 運動項目 | セルフケア | 食事 | 各1〜7点 | 合計13〜91点 | 自立 | 7点 | 完全自立 |
|---|---|---|---|---|---|---|---|
| | | 整容※ | | | | 6点 | 修正自立（時間が3倍以上・道具の使用） |
| | | 清拭 | | | | | |
| | | 更衣（上半身）※ | | | 見守り | 5点 | 見守り・準備・指示 |
| | | 更衣（下半身）※ | | | 介助 | 4点 | 最少介助（75%以上自分で行う） |
| | | トイレ※ | | | | | |
| | 排泄管理 | 排尿コントロール | | | | 3点 | 中等度介助（50以上75%未満自分で行う） |
| | | 排便コントロール | | | | | |
| | 移乗 | ベッド・いす・車いす | | | | 2点 | 重大介助（25以上50%未満自分で行う） |
| | | トイレ | | | | | |
| | | 浴槽・シャワー | | | | 1点 | 完全介助（25%未満自分で行う） |
| | 移動 | 歩行/車いす | | | | | |
| | | 階段 | | | | | |
| 認知項目 | コミュニケーション | 理解 | 各1〜7点 | 合計5〜35点 | 見守り | 5点 | 指示・準備10%未満の介助90%以上自分で行う |
| | | 表出 | | | 介助 | 4点 | 75%以上90%未満は自分で行う |
| | 社会的認知 | 社会的交流 | | | | | |
| | | 問題解決 | | | | 3〜1点 | 運動項目と同じ |
| | | 記憶※ | | | | | |

運動項目＋認知項目 合計 18〜126 点 ※ 平均値を用いて評価

## 3）FIM から読み取れる重症度

運動項目の点数から大まかな ADL の状態を把握することができます。**表 8-5** に点数ごとのおおよその目安を示します[1]。運動項目の点数には，麻痺やバランス能力といった運動機能に加え，自身の状態を認識し，必要に応じて代償手段を用いるなどの認知機能の影響が反映されていると考えられます。80 点台後半では，杖や装具を使用してなんとか屋外歩行が自立できる対象者から，復職や趣味活動まで行えるような対象者までいます。70 点台前半では，片麻痺があり車いす上でのセルフケアが自立している人から，独歩で運動機能は良好だけれども着替えや洗面用具などの準備に一部手伝いが必要な人までいます。

## 4）BI

BI は自立度をみる評価法であり，「できる ADL」である最大能力で採点します（**表 8-6**）。10 項目からなり，合計 100 点満点です。

表 8-5 FIM 運動項目の点数と目安

| 点数 | おおよその目安 |
|---|---|
| 80 点台後半 | 屋外歩行自立 |
| 80 点台前半 | 屋内歩行自立 |
| 70 点台 | セルフケア自立 |
| 50〜60 点台 | 半介助 |
| 50 点未満 | 全介助 |

(辻，他，1996)

表 8-6 BI の評価項目と採点

| 項目 | 介助 | 自立 |
|---|---|---|
| 1. 食事 | 5点 | 10点 |
| 2. いすとベッド間の移乗 | 5〜10点 10：最小限の介助 | 15点 |
| 3. 整容 | 0点 | 5点 |
| 4. トイレ動作 | 5点 | 10点 |
| 5. 入浴 | 0点 | 5点 |
| 6. 平地歩行 | 10点 | 15点 |
| 　 車いす | 0点 | 5点 |
| 7. 階段昇降 | 5点 | 10点 |
| 8. 更衣 | 5点 | 10点 |
| 9. 排便コントロール | 5点 | 10点 |
| 10. 排尿コントロール | 5点 | 10点 |

基準を満たせない場合は 0 点とする。

ただし,「している ADL」を評価しているわけではないので, BI が 100 点満点だとしても 1 人で ADL が自立しているわけではないことに注意が必要です。**表 8-7** に脳血管障害における総得点とその意味について示します[2]。

表 8-7　脳血管障害における総得点とその意味

| 100 点 | ADL 自立 |
|---|---|
| 85 点 | 歩行（65% 自立） |
| 75 点 | 移乗（ほぼ自立），トイレ動作（80% 自立），更衣（60% 自立），歩行（大部分が自立していない） |
| 60 点 | 移乗・更衣（部分介助でほぼ可能），歩行（介助で 50% 以上が可能） |
| 50 点 | 移乗（部分介助で 70%），トイレ動作（部分介助で 90%），更衣（部分介助で 50% 以上が可能） |
| 40 点 | 食事・排便・排尿コントロール・整容（自立しているものは少ない），移乗（全介助～部分介助） |

(正門, 他, 1989)

---

**コラム**

### ADL の回復のしやすさと退院先について

　FIM の項目には, 比較的回復しやすい ADL と回復が難しい ADL があり, 改善の進み具合が異なります（**図 8-7**）[3]。それらを理解しておくと, 大まかな予後予測が行いやすく, 本人・家族への説明もしやすくなります。また, チームとして, どこに焦点を絞ってアプローチを行っていくかのヒントにもなります。FIM の点数が低く介助量が多い場合, 家族の介護負担が多くなることから, 退院先が施設になることもあります（**表 8-8**）[4]。

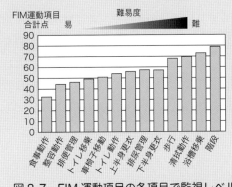

図 8-7　FIM 運動項目の各項目で監視レベル（FIM 5 点）に 50% の確率で達する FIM 運動項目合計点　（小山, 2018）

表 8-8　退院先の違いにおける退院時 FIM の比較

| | 自宅退院群 | 施設退院群 |
|---|---|---|
| 運動項目 | 78.3 ± 14.8 | 45.3 ± 23.3 |
| 認知項目 | 30.2 ± 7.1 | 17.9 ± 8.5 |
| 総得点 | 108.5 ± 20.6 | 63.2 ± 30.3 |

(岡本, 他, 2012)

---

## 4．IADL（Instrumental activities of daily living，手段的 ADL）

### 1）IADL とは

　自宅内での ADL が可能になると, 活動範囲が徐々に広がり応用的な活動が行えるようになってきます。IADL には, 家事動作を含む金銭管理や公共交通機関の利用, 電話, 服薬管理などが含まれます（**図 8-8**）。また, 多様な個人の趣味活動も含まれます。IADL にアプローチするには, ADL へのアプローチ以上に考えなければならないことが多くあります。必要な物品や道具が多彩

であることや工程が複雑なことなどから，自立するためには，高い認知機能が必要です。IADL は，その人らしい生活に結び付きやすい活動であり，QOL という観点からも重要な評価項目の 1 つです。

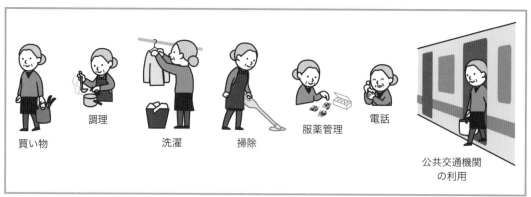

買い物　調理　洗濯　掃除　服薬管理　電話　公共交通機関の利用

図 8-8　IADL の例

## 2）IADL の評価

IADL の評価法にもいくつかあり，ここでは FAI（Frenchay Activities index）と老研式活動能力指標を示します。

### ① FAI

15 項目から構成され，対象の過去 3 カ月（または 6 カ月）の活動頻度を，非活動的 0 点〜活動的 3 点の 4 段階，合計 0〜45 点で，面接法または自己評価で採点します。この評価法では，自発的に，積極的に社会参加しているかということが評価できます。日本人にとっては日常的作業とはいえない項目が含まれていますが[5]，日本語版も開発され，生活に関連する応用的活動を実際に行っているかを半定量的に評価できる点で脳損傷患者の評価には適しています。表 8-9 に，原法ともよく一致する改訂版 FAI 自己評価表の別枠を示します[6]。

表 8-9　改訂版 Frenchay Activities Index（FAI）項目

　1. **食事の用意**：買い物は含めない
　2. **食事の片付け**
　3. **洗濯**
　4. **掃除や整頓**：ほうきや掃除機を使った清掃，衣服や身の回りの整理整頓など
　5. **力仕事**：布団の上げ下ろし，雑巾で床を拭く，家具の移動や荷物の運搬など
　6. **買い物**
　7. **外出**：映画，観劇，食事，酒飲み，会合などに出かけること
　8. **屋外歩行**：散歩，買い物，外出のために少なくとも 15 分以上歩くこと
　9. **趣味**：園芸，編物，スポーツなどを自分で行う，テレビでスポーツを見るだけでは趣味には含めない
10. **交通手段の利用**：自転車，車，バス，電車，飛行機などを利用すること
11. **旅行**：車，バス，電車，飛行機などに乗って楽しみのために旅行すること
12. **庭仕事**
13. **家や車の手入れ**
14. **読書**：新聞，週刊誌，パンフレット類はこれに含めない
15. **仕事**：常勤，非常勤，パートを問わないが，収入を得るもの，ボランティア活動は仕事には含めない

②老研式活動能力判定

　手段的自立5項目，知的能動性4項目，社会的役割4項目の，家庭内で日常生活を自立して行うために必要な能力を評価する尺度です（**表8-10**）。実際に行っている場合には「はい」を選択し（1点），13点満点で採点します。高齢者のIADLとしての活動能力の測定が目的であり，若年者の評価には用いることができないことが問題となります[6]。復職やスポーツ，映画鑑賞，釣りなど趣味の項目が評価項目として含まれていないことが理由として考えられます。

表8-10　老研式活動能力判定

| 質問 | 1点：はい<br>0点：いいえ | 評価 |
|---|---|---|
| バスや電車を使って1人で外出できますか | | 手段的ADL |
| 日用品の買い物ができますか | | |
| 自分で食事の用意ができますか | | |
| 請求書の支払いができますか | | |
| 銀行預金・郵便貯金の出し入れが自分でできますか | | |
| 年金などの書類が書けますか | | 知的ADL |
| 新聞を読んでいますか | | |
| 本や雑誌を読んでいますか | | |
| 健康についての記事や番組に関心がありますか | | |
| 友だちの家を訪ねることがありますか | | 社会的ADL |
| 家族や友だちの相談にのることがありますか | | |
| 病人を見舞うことができますか | | |
| 若い人に自分から話しかけることがありますか | | |

# 5．ADLに言語聴覚士がかかわれること

## 1）認知機能の影響

　ADLには運動機能はもちろん認知機能もかかわっています。

　**図8-9**は運動機能・認知機能・ADLの関係を表しています。運動機能の評価は歩行能力の指標として有用なバランス能力の評価尺度であるFBS（p.82参照）を，認知機能の評価はCBA（p.38参照）を用いています。図の左側は転倒の危険性が低く運動機能が保たれている群（FBS46点以上）で，右側は運動機能に低下がみられる群（FBS45点以下）です[7]。それぞれに認知機能の影響がみられ，運動機能が良好で歩ける人であっても認知機能が重度低下の場合は，トイレや部屋の場所がわからない等のため誘導が必要となり生活が自立できない場合があります。反対に，運動機能に低下がみられる人でも，認知機能が比較的保たれていればセルフケアが自立になることがわかります。このようにADLを考える際には運動機能と認知機能をあわせて考えていく必要があります。

## 2）言語聴覚士がかかわれるADLと主なかかわり方

　認知機能の低下はさまざまなADL場面で行動として現れており，それらを見落とさないことが大切です。**表8-11**にADL場面でみられる行動とおもなかかわり方の例を示します。このような

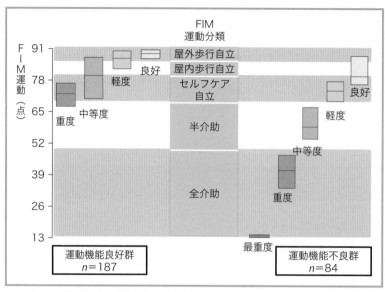

図 8-9　運動機能別の CBA と FIM 運動項目の関係

（森田，2020）

表 8-11　片麻痺患者の ADL 場面でのおもなかかわり方の例

| ADL | みられる行動 | かかわり方 |
|---|---|---|
| 食事 | 食べこぼし | （運動機能の影響）<br>・姿勢，テーブルの高さの調整，食具の選択<br>（認知機能の影響）<br>・気がそれないようにテレビを消す，席を変更する<br>・エプロンを外す（洋服を汚さないように意識して食べてもらう） |
| | 途中でキョロキョロして止まる | ・食事時間をずらす<br>・親しい人との同席を避ける |
| | 疲れて途中で止まる | ・生活リズムを検討し食事前の臥床時間の確保，など |
| | 左側の食べ残し | ・左側にマーキング（好きな物を置くなど）する<br>・提供時に品数を伝える，など |
| | 一口量や食事ペース，姿勢などの注意点を忘れる・守れない | ・適宜声かけを行う<br>・目に入る場所に注意点を記載し掲示する<br>・小さめのスプーンに変更する<br>・コップ提供からストロー提供に変更する<br>・一品を二皿以上に分けて一皿の量を減らす，など |
| | 手で食べる | ・握りやすい食具・自助具に変更する<br>・しっかり持たせてそのまま口へ誘導する<br>・手で食べられる形状（おにぎり）にする<br>・失行が関係している場合，食事開始時に正しくスプーンを握らせる，など |
| | 食事が進まない | ・親しい人と同じテーブルで楽しい雰囲気づくり<br>・家で使用していた食具を使用する<br>・食べたいもの，好きなものを提供する，など |

（次頁へつづく）

表8-11 つづき

| ADL | みられる行動 | かかわり方 |
|---|---|---|
| 整容 | やる気がない，身だしなみを気にしない | ・鏡の前に誘導し意識を向ける<br>・病前の写真を見返す，など |
| | 雑になる，洗い残し | ・一手順ごとに声かけを行い，誘導する<br>・実際に触ってもらい自分での確認を促す，など |
| | 途中で動作が止まる | ・一動作が終わる直前で次の動作の声かけ<br>・数を数えながら行う，など |
| トイレ | 麻痺側の下衣の上げ下げ残し | ・実際に自分でして確認を促す<br>・上げ下げ残ししやすい部位を口頭で確認する<br>・確認場所に順番をつける，など |
| | コールを押せない | ・コールを押す練習とコールの役割を確認する<br>・トイレ内の目に入る位置に紙面提示する，など |
| | 失禁 | ・時間誘導でトイレでの成功体験を重ねる<br>・トイレに行きたいときに意思表示できるように誘導する<br>・排泄時間を把握し，誘導時間を共有・定着し排泄リズムをつくる，など |
| 移乗 | ブレーキ・フットレスト・車いすの位置・足の位置などを確認しない<br>動作が性急になる<br>動作が雑で手順が抜けてしまう<br>単独移乗，など | ・おのおのの動作の手順を1手順ずつ声かけ確認する<br><br>・車いすの位置がわかるように床に印をつける，など |
| 歩行 | 歩きたくない<br>杖の使用手順を誤る・覚えられない<br>周囲をキョロキョロする<br>話しかけると止まる<br>左へぶつかる | （麻痺がある場合）<br>道に迷う，など<br>・麻痺側にセラピストが位置し安全を確保する<br>・患者さんの速度に合わせて歩く<br>・杖がある場合は，「杖，足……」など動かす順番の声かけを行う<br>（麻痺がない場合）<br>・進行方向にある物を話題に出し，前方に視線を向ける<br>・数を数えながら歩く<br>・左半側無視が明らかな場合は，左から声かけを行う<br>・あらかじめ次の曲がり角を伝えておく<br>・歩いている途中で一度止まってから声かけを行う<br>・どこに行くかを確認してから歩き出す，など |

歯を磨きましょう

コップに水を入れましょう

場面に出合った場合，なぜそのような行動になっているのかを考えます。脳損傷による片麻痺患者さんの場合，運動機能と認知機能の双方に影響が出ている人が多くいます。言語聴覚士は，認知機能面からアプローチをすることができ，ADL 場面において，対象者に合わせた実用的な声かけ方法，誘導の仕方，環境調整の提案などについて，発信していくことができます。これらを，スタッフ全員で共有してかかわっていくことで動作の定着にもつながります。

# 6.　まとめ

　日々の生活のさまざまな活動の背景には，運動機能と認知機能，そしてその活動を取り巻く環境がかかわっており，それらの相互作用の結果生じている活動が ADL，IADL と考えられます。このことは，認知機能を得意分野とする言語聴覚士が運動機能の基礎的な知識を理解することで，それらの組み合わせから ADL をおおよそ推測することができるともいえるのではないでしょうか。言語聴覚士にとって運動機能や ADL を理解することは簡単なことではありませんが，患者さんのおおよその見通しが立てられるようになると，効率的なリハビリテーションへの近道につながります。日々アプローチしていることが ADL 場面でどのように影響しているのか，興味をもってよく観察し，考え，援助していくことのできる言語聴覚士になっていきましょう。ADL，IADL 場面には，その人の認知機能が表れ，その人を理解するためのヒントが数多く散りばめられているのです。

【引用文献】
1) 辻　哲也，園田　茂，千野直一：入院・退院時における脳血管障害患者の ADL 構造の分析—機能的自立度評価法（FIM）を用いて—，リハビリテーション医学：33 巻 5 号：301-309，1996
2) 正門由久，永田雅章，野田幸男，他：脳血管障害のリハビリテーションにおける ADL 評価—Barthel index を用いて—，総合リハビリテーション：17 巻 9 号：689-694，1989
3) 小山哲男：脳卒中患者の帰結予測—FIM，拡散テンソル法 MRI，自宅復帰—，Jpn. J. Rehabil. Med.；55 巻 9 号：773-782，2018
4) 岡本伸弘，増見　伸，山田　学，他：回復期リハビリテーション病院における FIM を用いた自宅復帰因子の検討，理学療法科学：27 巻 2 号：103-107，2012
5) 伊藤利之，江藤文夫編：新版 日常生活活動（ADL）第 2 版 評価と支援の実際，医歯薬出版，2020
6) 蜂須賀研二，千坂洋巳，河津龍三，他：応用的日常生活活動作と無作為抽出法を用いて定めた在宅中高年齢者の Frenchay Activities Index 標準値，リハビリテーション医学：38 巻 4 号：287-295，2001
7) 森田秋子監修：ナースがわかる認知関連行動アセスメント（CBA）超実践活用法．p.49，メディカ出版，2020

【参考文献】
・原田和宏，島田裕之，Partricia SAWYER，他：介護予防事業に参加した地域高齢者における生活空間（life-space）と点数化評価の妥当性の検討．日本公衆衛生雑誌：57 巻 7 号：526-537，2010
・M.P. Lawton, & E.M. Brody : Assessment of older people : Self Maintaining and instrumental activities of daily living. Geroulologist. 9 : 168-179, 1969
・古谷野亘，柴田　博，中里克次，他：地域老人における活動能力の測定—老研式活動能力指標の開発—，日本公衆衛生雑誌：34 巻 3 号：109-114，1987
・古谷野亘，橋本廸生，府川哲夫，他：地域老人の生活機能—老研式活動能力指標による測定値の分布，日本公衆衛生雑誌：40 巻 6 号：468-474，1993
・千野直一，椿原彰夫，園田　茂，他編著：脳卒中の機能評価 – SIAS と FIM［基礎編］，金原出版，2020
・千野直一，椿原彰夫，園田　茂，他編著：脳卒中の機能評価 – SIAS と FIM［応用編］，金原出版，2020
・末永博之，宮永敬市，千坂洋巳，他：改訂版 Frenchay Activities Index 自己評価表の再現性と妥当性，日本職業・災害医学会会誌：48 巻 1 号：55-60，2000
・佐藤英人：日本言語聴覚士協会 実務者講習会基礎編テキスト，2019
・臼田　滋：基本動作能力を測定するための機能的動作尺度の開発，理学療法科学：15 巻 4 号：173-179，2000

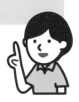

# 第9章

# 参加の理解

患者さんは一人の生活者です。それぞれに価値観が異なり，生活の仕方もさまざまです。そのためリハビリテーションの目標として「参加」を考えることが難しいと感じている言語聴覚士も多いのではないでしょうか。参加の支援は，患者さんへの直接的なアプローチだけでなく，患者さんが生活する環境に勇気と誠実さをもってかかわることも必要です。本章では言語聴覚士が対象とする患者さんの参加について考えていきます。

## 1．参加とは

まず言語聴覚士が対象とする患者さんの「参加とは何か」について考えていきましょう。

### 1）活動と参加の違い

「活動」と「参加」は何が違うのでしょうか。活動は ADL だけでなく，社会生活を送るうえでのさまざまな行為のことをいいます。一方，参加は他者とのかかわりや役割を含んだ概念です（**表9-1**）。ICF（国際生活機能分類）における活動を「生活レベル」の課題，参加を「人生レベル」の課題ととらえる考え方[1] もあります。上田[2] は，ICF における参加とは「社会的な出来事に関与したり，役割を果たしたりすること。たとえば仕事での役割，主婦の役割，家族の一員としての役割，趣味・スポーツなどへの関与，地域社会（町内会や交友関係）の中での役割，その他いろいろな社会の中での役割」であるとしています。参加は価値を感じることができる役割であるということもできます。

言語聴覚士が対象とする患者さんは，コミュニケーションと食べることに障害のある状態で暮らしています。言語聴覚士は，それらの障害がある人が，他者とかかわりをもち，その人なりの役割を果たし，自分の人生をいきいきと暮らしていくことを支援します。

### 2）役割を知る

患者さんは障害がある状態で生活していきます。障害がある状態であったとしても，自分が生きる価値を感じたいと思っています。言語聴覚士は，患者さんがこれまで何を大切に生活してきたのか，現在，病気や障害をどのように感じているのか，これからどのような暮らし方をしていきたいのかについて，本人や家族，関係者に丁寧に話を聞きます。たとえ入院中であっても，その人の生き方を知ろうとする対話が必要です。対話を重ねることで，患者さんにとって価値のある生活とはどのような役割をもって暮らすことなのか，想像できるようになります。本人そして患者さんをよ

表 9-1　活動と参加の違い

|  | レベル | 内容 |
|---|---|---|
| 活動 | 生活 | ADL，IADL　社会生活を送るうえでのさまざまな行為 |
| 参加 | 人生 | 他者とのかかわり　社会的な役割 |

く知る人との対話なしに，その価値観を知ることはできません。

　参加に支障が生じている状態を「参加制約」といいます。言語聴覚士は参加制約が生じている患者さんのこれからの役割について，彼らの価値観に基づいて患者さんや家族と一緒に最善を検討することができる専門職です。

### 3）参加の範囲

　言語聴覚士が対象とする患者さんの参加について，どのような目標を立てたらよいでしょうか。なかなか手掛かりがつかめないときには，その社会で，その年齢の市民が果たしている役割から，参加の範囲を推察することも必要でしょう。

　高齢者の交流範囲を例に考えてみましょう（**図9-1**）。心身機能が保たれている状態では収入を伴う仕事に就くことができます。フルタイムでの仕事をこなすことは無理でも，社会貢献を行う意欲がある人は地域食堂の運営や環境保全のボランティア，住民による健康づくり教室といった地域活動の運営を主体的に行います。加齢等により運営に携わることが難しくなると，一般参加者としてそれらの地域活動に参加します。さらに心身機能の低下があると，地域活動への参加も難しくなり，身近な人との交流に限定されます。要介護状態になると，ごく身近な家族や支援者とのかかわりが中心になります。

　ここでは高齢者を例にとりましたが，中高年代や青年期でも，その人がどのような人とかかわっているかを想像し，どのような交流をするのが妥当であるかについて検討します。目の前の患者さんが地域で生活者として暮らすとき，どのような交流範囲をもつのか検討することが，参加の支援のヒントになります。

## コラム

### 合理的配慮

　障害があると，障害のない人と同じような参加はできないと考えてしまいがちです。しかし，障害があっても適切な支援や配慮があれば，参加が可能となる場面があるのではないでしょうか。障害のある人からバリアを取り除くために対応して欲しいと伝えられたときに，行政や事業者は，その負担が重すぎない範囲で対応することが求められます。これを障害を理由とする差別の解消の推進に関する法律（障害者差別解消法）では「合理的配慮」といいます。

　認知機能障害と嚥下障害がある人がハンバーガー店で食事をする場面を例に考えてみましょう。

　個人の好みと嚥下機能に応じたメニューが瞬時に提案されて，口に入れたらすぐに柔らかくなるハンバーガーを提供して欲しいといった要望は，コスト面から考えても，すぐに実現することが難しいと考えられます。しかしメニューを選択するときに，焦らずに時間をかけて考えられるように声かけをしたり，麻痺に対応してハンバーガーを一口大にカットして，フォークを添えてテーブルまで運んだりすることなどは比較的容易に実現可能です。これは合理的配慮と考えられます。

　障害者差別解消法では，合理的配慮に欠ける状態を放置することは障害者差別であるととらえます。合理的配慮の実現は社会情勢や地域により異なるため，個別に検討し事例を集積していく必要がある概念です。

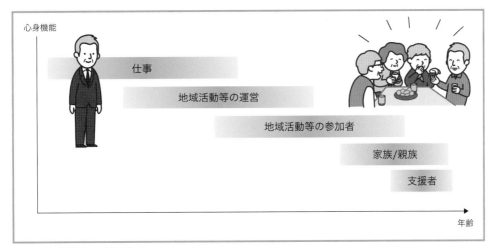

図9-1　高齢者の交流範囲

# 2．リハビリテーション目標としての参加

　とくに入院や入所施設では，ADL の向上がリハビリテーションの目標として重視されることが多く，参加の目標を具体的に考えることが難しいと感じる言語聴覚士も多いのではないでしょうか。参加の目標は他者とのかかわりのなかで役割を得ることです。環境因子と個人因子を考慮に入れながら，心身機能に障害があったとしてもさまざまな形で交流を拡大すること，または維持すること，場合によっては戦略的に絞り込むことを対象者ごとに考えていくことが必要でしょう。

## 1）環境因子と参加

　環境因子とは「人々が生活し，人生を送っている物的な環境や社会的環境，人々の社会的な態度による環境を構成する因子のこと」[3] とされています。障害がある人の暮らし方は，物的環境，人的環境，社会的環境（表9-2）によって大きく左右されます。

　たとえ ADL の自立度が低くても，情報通信技術（ICT）を導入したり，高度なコミュニケーション支援者を養成したりするなど，物的・人的な環境にアプローチすることで参加を拡大することができます。さらに社会的環境にも視野を広げて，患者さんが住む自治体の制度，その地域にある公的サービス，住民主体の地域活動，また患者会や家族会など特別なニーズをもった人同士でのつながりをもつ機会の有無と頻度などを調べ，具体的な利用方法を知っておくとよいでしょう。

## 2）個人因子と参加

　個人因子とは，その人固有の特徴をいいます。年齢や性別，民族，価値観，ライフスタイルなど

表9-2　環境因子

| | 例 |
|---|---|
| 物的環境 | 道具　福祉用具　建物の設計　交通の便　自然環境　室内環境　など |
| 人的環境 | 家族・友人・同僚やサービス提供者などがいるか<br>家族・友人・同僚やサービス提供者の態度<br>社会的規範　など |
| 社会的環境 | 医療サービス　介護サービス　福祉サービス　保険制度など |

さまざまな要素を含んでいます。患者さんはそれまで暮らしてきた個人の歴史をもっています。本人がどのような役割をもちたいと思っているか，また家族・関係者が本人にどのような役割をもってもらいたいと思っているかは，無数の形があります。参加を支援する言語聴覚士には，患者さんの多様な暮らし方への想像力が求められます。

　個人因子を知るためには，本人・家族・関係者との信頼関係を築くことが欠かせません。信頼関係を基礎とした対話を重ねることで，より深く個人因子を知ることができます。

### 3）自立と自律

　言語聴覚士が行うリハビリテーションは，患者さんの「じりつ」を目指します。「じりつ」には他者の力を借りずに自分でできるようになる「自立（independent）」と，支援の有無にかかわらず，できるだけ自分の意思で暮らし方をコントロールする「自律（autonomy）」の2つの意味があります。言語聴覚士が対象とする患者さんのなかには，障害がない状態を目指すことが難しい人が多くいます。参加の目標はその人自身にとって価値のある役割をもつことです。本人にとって価値

> **コラム**
>
> ## 参加支援のマトリクス
>
> 　心身機能障害の重症度と支援者のサポート量を軸に，参加に関する支援の内容を考えることができます。心身機能の障害が重度で支援が少ない状況（**図9-2-①**）の場合，まずは支援者をみつけて参加拡大のための支援が受けられるようにすることが必要です。障害が比較的軽度で支援が少ない状況（**②**）であれば，本人の機能向上による自立を目指し，自分でできることを増やします。心身機能の障害が重度だったとしても支援者がいて環境が整っていれば（**③**），インターネットを介して交流するなど，これまでとは異なる方法で役割を得ることができます。心身機能の障害が比較的軽度で支援者や環境が整っていれば，病前と同じような役割を果たしていくことも可能です（**④**）。言語聴覚士は，矢印に示したように参加の拡大を目指して心身機能と環境因子に同時にアプローチします。
>
>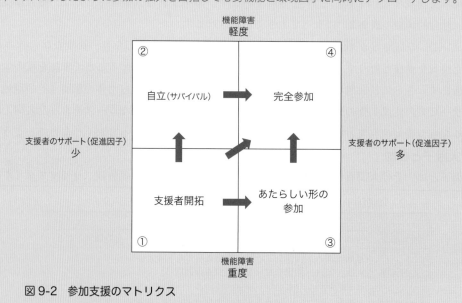
>
> 図9-2　参加支援のマトリクス

のある暮らしは，自立だけではなく自律によってももたらされます。

### 4）参加の目標を考えるヒント

　参加の目標は，本人の希望に基づいて設定します。復職や復学，もともと所属していたコミュニティへの復帰，人的・物的・社会的な支援を使いこなして他者とつながることなどが目標となります。リハビリテーションの目標を本人の希望に，より近づけていくためには，どのような価値観で生活していたかについて知ることが必要です。

　患者さんのなかには障害が重度で，これからの役割をみつけにくい人もいるかもしれません。言語聴覚士は，本人や本人のことをよく知る人と一緒に実現可能な役割を考えます。かかわりながら本人にとって意味のある役割を探し，言語聴覚士から目標を提案していくことも必要です。以下に参加の目標の例を示します。

### ケース1

#### 58歳男性　洋菓子店店主

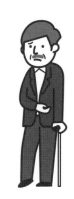

　早朝，店でくも膜下出血を発症し救急搬送された。回復期リハビリテーション病棟に転院し2カ月間リハビリテーションを行った。中等度運動性失語と右片麻痺が残ったが杖歩行は可能でADLはおおむね自立して自宅に退院した。

　洋菓子は繊細な芸術品であるという考えや，店の経営のコツについてなど，複雑な内容を自由会話場面で伝えようとする様子がみられた。発症後も洋菓子店店主としての矜持を保つことができていると推察されるが，右片麻痺により職人として店に立つことは難しくなったと考えている。

**参加の目標**：スタッフに洋菓子の製作を任せ，経営者として店を運営したい。店に受け入れていた若手パティシエが独立できるように，指導者として活動していきたい。

### ケース2

#### 77歳女性　専業主婦

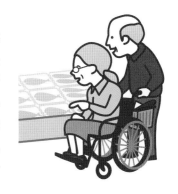

　咽頭がん放射線治療後に嚥下障害。地元で結婚して夫婦二人暮らし。近居の娘は週2回の頻度で，掃除などの家事を手伝いに来ている。体調の良いときは，外に出て家の周りを掃除して，近所の人と話すことが楽しい。夫が運転する車に乗って品揃えの良いスーパーマーケットまで行き，車いすを押してもらって好きな商品を選ぶ。レジに並び会計もしている。自分ではあまり食べられないが，夫と自分の食事を作っている。体が動くうちに孫とテーマパークに行きたい。

**参加の目標**：できる限り家事を続けて主婦としての役割を全うしたい。母や祖母として家族と楽しい時間を過ごしたい。

**ケース3**

**22歳男性　元大学生**

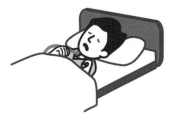

19歳時の転落事故で脳挫傷，重度遷延性意識障害。事故からし
ばらくの間は友人たちが自宅まで見舞いに来てくれていた。受
傷後2年の休学を経て大学を中退した。その頃から友人の訪問
は限定的になった。有意味な発話がほぼない状態が続いているが，週2回の頻度で障害者デイケ
アに通所している。普段からかかわる人は両親の他にヘルパー，訪問診療，訪問看護，訪問リハビ
リ，デイケア職員などの支援者である。家族と支援者は，デイケアに通い続けることができて，将
来的にはグループホームに入居できるとよいのではないかと話し合っている。

<u>参加の目標</u>：どんな小さなことでもよいので，本人の意思表出の手段を探す。本人にとって最善の
暮らし方について，本人だったらどのように考えるだろうかと推察し，家族・支援者で検討し共有
する話し合いを続けていく。また，その内容について必ず本人に伝える努力をする。

## 3．意思疎通支援，意思決定支援と参加

　障害がある人の参加の支援を考えるには，どのような役割をもって暮らしていきたいと考えてい
るのか，本人の意思を引き出していくことが鍵になります。本人の意思表出があいまいであった
り，認知機能の低下から，本人にとって，よく生きるための合理的な判断が難しいと考えられたり
する場合には，言語聴覚士の専門性を用いて，意思疎通と意思決定を支援します。

### 1）意思疎通支援とは

　障害がある人と障害のない人，また障害がある人の間での意思の伝達をさまざまな方法を使って
支援することをいいます。障害者の日常生活及び社会生活を総合的に支援するための法律（障害者
総合支援法）では聴覚障害者への手話通訳や要約筆記，盲ろう者への触手話や指点字，視覚障害者
への代読や代筆，知的障害や発達障害のある人とのシンボルを使ったコミュニケーション，難病等
の重度身体障害者とのコミュニケーションボードや透明文字盤を使った会話，失語症者への要点筆
記や会話支援などが意思疎通支援として考えられています。

---

**コラム**

### 遷延性意識障害がある人の参加

　遷延性意識障害がある人は，他者と意味のあるやり取りができないと考えてしまうのではないで
しょうか。本人の希望に基づいた参加を考えましょうといわれても途方に暮れてしまいます。何を希
望しているのか，どのような役割を担いたいと思っているのか，本人の言葉で発することは期待でき
ません。

　しかし，遷延性意識障害がある人は，そこに存在します。かかわる人たちは本人がどのような生き
方をしたいと感じているのか想像して話し合い，価値観をぶつけ合います。遷延性意識障害があって
も，ただそこにいるだけで周囲の人を動かす力がある，とも考えられるのではないでしょうか。

## 2）意思決定支援とは

　わが国における障害者および認知症の人の意思決定に関するガイドラインにおける意思決定支援の定義を紹介します。

---

[障害福祉サービスの利用等にあたっての意思決定支援ガイドライン：厚生労働省　2017年3月]

意思決定支援とは，自ら意思を決定することに困難を抱える障害者が，日常生活や社会生活に関して自らの意思が反映された生活を送ることができるように，可能な限り本人が自ら意思決定できるよう支援し，本人の意思の確認や意思及び選好を推定し，支援を尽くしても本人の意思及び選好の推定が困難な場合には，最後の手段として本人の最善の利益を検討するために事業者の職員が行う支援の行為及び仕組みをいう。

[認知症の人の日常生活・社会生活における意思決定支援ガイドライン：厚生労働省　2018年6月]

認知症の人であっても，その能力を最大限活かして，日常生活や社会生活に関して自らの意思に基づいた生活を送ることができるようにするために行う，意思決定支援者による本人支援をいう。本ガイドラインでいう意思決定支援とは，認知症の人の意思決定をプロセスとして支援するもので，通常，そのプロセスは，本人が意思を形成することの支援と，本人が意思を表明することの支援を中心とし，本人が意思を実現するための支援を含む。

---

　上記のほか，[人生の最終段階における医療・ケアの決定プロセスに関するガイドライン：厚生労働省　2018年3月改訂]でも人生の最終段階における意思決定について触れられています。本人の意思は変化しうるものであり，本人と医療・ケアチームで繰り返し話し合うことの重要性が述べられています。

## 3）言語聴覚士が行う意思疎通支援と意思決定支援

　言語聴覚士は意思疎通・意思決定にどのような支援ができるでしょうか。

　認知コミュニケーション障害が軽度から中等度の人は，一定程度まで日常生活が大きな混乱なく成立します。たとえば80歳以上の約8割の人には難聴がありますが，聴覚補償がされている人は

---

### コラム

### 失語症者向け意思疎通支援事業

　失語症者向け意思疎通支援事業は障害者総合支援法の地域生活支援事業に規定された事業です。都道府県や政令市，中核市が主体となり，失語症者向け意思疎通支援者を養成し，派遣することが実施されています。失語症者向け意思疎通支援者は，失語症のある人とのコミュニケーションについて一定の知識と技能を有し，失語症のある人を支援します。支援の内容は，失語症のある人の外出同行や会議等での内容理解の援助，公共施設などでの手続きの援助，買い物や娯楽施設の利用の援助などが想定されています。多くの都道府県言語聴覚士会がこの事業の実施を都道府県など自治体から受託して，失語症のある人の支援者を増やす活動をしています。

限られます。このように意思疎通に何らかの支援が必要であることに周りの人が気づかなかったり，気づいていても適切に対処されてなかったりする場面が多くあります。

　一方，認知コミュニケーション障害が重度の人は，通常のやり方では意思疎通が難しいため，日常的に本人の意思が確認されないまま物事が決まっていることもあります。障害があっても「その人らしさ」が保障されて暮らしていくためには意思疎通と意思決定に適切な支援が必要です。

　日常の買い物などの小さなことから，自宅で療養するか施設に入所するかなどの人生を大きく左右することまで，患者さんの暮らし方を決めるには，本人の希望を聞くことが欠かせません。言語聴覚士は，患者さんのコミュニケーション障害の種類と重症度を評価し，意思疎通のための適切な支援方法を検討します。さらに全般的認知機能の評価に基づいて，判断能力を見極め，意思決定も支援することが求められます。

　**表9-4** に全般的認知機能の重症度と必要な支援方法の例をあげました。全般的認知機能の重症度を評価することで，意思決定のために，どの程度の支援が必要であるか推定できます。意思疎通と意思決定のための支援方法を家族や支援者に伝えることは，普段から患者さんの意思形成と意思表明が保障されることにつながります。

## 4．ケースにみる言語聴覚士が行う参加の支援

　言語聴覚士は，対象者が意味のある役割が得られるように，本人と環境の両方にアプローチします。参加の目標の達成には，患者さんが生きていく場所や，かかわる人たちに目を向けることが欠かせません。参加の支援は患者さんの生き方の支援そのものであり，アプローチの方法や対象はケースごとに異なります。参加の支援について，いくつかのケースをみてみましょう。

### 成年後見制度

　判断能力が低下したと考えられる人の財産を管理したり，介護等のサービス契約を結んだり，不利益な契約の被害にあうことを避けたりするために成年後見制度があります。制度には法定後見と任意後見があります。法定後見は家庭裁判所が成年後見人を選定します。任意後見は本人が意思決定できるうちにあらかじめ後見人を選定して，意思決定が難しくなったときに後見人になってもらう仕組みです。

　法定後見には3つの類型があります（**表9-3**）。言語聴覚士には，患者さんの認知コミュニケーション評価から判断能力を推定できる専門性があります。そのためサービス担当者会議等で成年後見の類型について「あたりをつける」ことが求められることもあります。

表9-3　法定成年後見の類型

| | 補助 | 保佐 | 後見 |
|---|---|---|---|
| 対象となる人 | 判断能力低下　軽 | 判断能力低下　中 | 判断能力低下　重 |
| 後見人の権限 | | 同意権・取消権 | 代理権・取消権 |
| 具体例 | 不動産売買などの重要な行為を自分で行うことが危ぶまれる | 不動産売買などの重要な行為は自分でできない | 普段の買い物も難しい |

表9-4 全般的認知機能の重症度と意思決定支援

| 全般的認知機能 | 推定される意思決定能力 | 支援方法 |
|---|---|---|
| 良好 | 十分に自立して意思決定が可能である | ・不安や自信のなさに対する心理面の援助 |
| 軽度 | おおむね自立して意思決定が可能である | ・判断のために本人にわかる形式で情報提供する |
| 中等度 | 大まかな方向性などについて意見をもっているが，自分本位になったり，場当たり的になったりして，合理的な意思決定ができないことがある | ・合理的な選択肢を提示して勧める<br>・家族の意向との調整をはかる |
| 重度 | 部分的にその人らしい意思を表出できる場合があるが，重要な方向性を決める意思決定が難しい | ・その人らしさを引き出し，意思決定への参加を促す<br>・家族の意向を聞く |
| 最重度 | 事柄の程度を問わず，意思決定が非常に難しい | ・病前の意思，価値観をよく聞き取り尊重する<br>・家族の意向を聞く |

## ケース1

### 復職と就労継続のために人的環境へアプローチしたケース

#### 50歳代後半の男性。脳出血後遺症。中等度ブローカ失語

回復期病棟から自宅退院（退院時FIM 運動70 認知21）し，外来で週2回，言語聴覚療法に通っていました。発症時から休職していましたが，発症1年を経て，職場復帰を目標とした支援を始めました。

病前は中堅電機メーカーの営業マネジメント職でした。この会社では，長期の病気休職から復帰する際に，本人の仕事をサポートする担当職員がつくとのことだったので，本人の希望に基づき会社の担当部署に連絡しました。失語症状の存在と困難課題に取り組む際の焦燥が顕著なため，落ち着いて仕事ができる部署への配置転換も検討することを勧めました。

言語聴覚士は本人の同意を得たうえで，担当職員に対し，失語症状の説明を行いました。また業務について，本人が支援なしでできること，手順書等があれば一人でできること，ある程度の声かけがあればできること，おそらく混乱するので避けたほうがよいことにグレードを分け，仕事の具体的な内容を分類する話し合いを行いました。週2回の時短勤務から出勤をはじめ，数カ月かけて週4回の出勤が可能になりました。本人は体調を良い状態に保つことを理由に，週5日，フルタイムでの復帰を望みませんでした。

復職後も月2回の外来通院は継続していました。本人を通じて職場の状況を聞いたところ，慣れ親しんだ部署からの配置転換は残念ではあったが，新しい部署で大きな混乱なく過ごせているとの報告を受けました。外来では仕事内容に即した課題を練習し，援助が必要な場合には，具体的な方法を書面にして担当職員に送るなどの調整を継続し，定年までの2年間を勤め上げることができました。

## ケース2

### 機能評価をもとに，病状にあわせて役割を維持できるよう支援したケース

#### 60歳代前半の女性。筋萎縮性側索硬化症（ALS）球麻痺型。夫と二人暮らし。近居の娘家族あり

趣味でコーラスをしていたが，声が出にくくなったことをきっかけに受診し，ALSの診断に至

りました。診断直後は，ADL はおおむね自立しており，家事
全般をこなし，近居の就学前の孫を預かったりもしていまし
た。発声発話機能の維持を目的に，診断 9 カ月後から言語聴
覚士の支援がはじまりました。

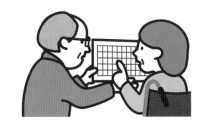

　本人の希望を聞くと，歌うことはできないかもしれないけれ
ど，元気になったらコーラスの発表会に参加したいとのことで
した。病状の進行が早いことが多い病気であるため，参加の機会を逃さないほうがよいと伝えたと
ころ，発表会に出かけて客席から仲間のコーラスを聞きました。

　言語聴覚士の支援開始から 4 カ月後には階段が昇れなくなり，自力で家事全般をこなすことが
難しくなりました。しかし，夫が取り込んだ洗濯物を畳んだり，キッチンに折り畳みいすを持ち込
んで食器を洗ったりと，できる家事を続けました。構音障害も進行しました。孫に自分の話す言葉
が通じていないような気もするが，とっさに叱るときには，びっくりするくらい大きな声が出ると
笑っていました。

　本人から，夫に難聴があり，夫にわかるような話し方をしないと，話していることに気づかれな
かったり，気づいても聞き取れないので受け流されてしまったりするとの訴えがありました。そこ
で携帯電話で文章を作成して夫に見せる練習をしました。また，意思疎通のために夫に 50 音文字
盤を作ってもらい，夫が使いやすいように仕上げを手伝いました。夫自身が作った文字盤なので，
使用に抵抗がなく，積極的な意思疎通の支援者になってもらえるようになりました。

　11 カ月後，立ち上がりも困難になり，音声は出るもののほとんど聞き取れない発話になりまし
た。ケアに関する必要なことをリストアップし，うなずきと瞬きによる「はい-いいえ」で質問に
応答するルールを紹介しました。会話は透明文字盤を使用しました。疲労感が強く 5 分程度のや
り取りで疲れてしまいましたが，孫とのやり取りだけは 10 分以上，続けることができました。

## ケース 3
**参加を維持するために栄養摂取の効率化と移動の負担軽減を提案したケース**
### 80 歳代前半の男性。慢性閉塞性肺疾患（COPD）。独居

　若いころから将棋が好きで，自宅から歩いて 15 分ほどの将棋サロンまで，週 2 回通っていま
した。1 年ほど前から労作時の疲労感と嚥下時の努力性が自分でも気になっていました。最近では
BMI（body mass index）17 程度までやせてきて，低栄養状態であることが疑われました。徒歩
で移動するだけでも疲れてしまい将棋に集中できないので，将棋サロンに通うのをやめようかと考
えていました。

　介護予防事業を通じて言語聴覚士の支援が始まりまし
た。将棋サロンへの移動などの日中活動に加え，COPD
に起因する過剰なエネルギー消費に見合った食事量が摂
れているかどうか，管理栄養士の協力を得て評価しまし
た。栄養摂取量の調査を行うと，必要エネルギーの 2 分
の 1 強しか食べられていないことがわかりました。将

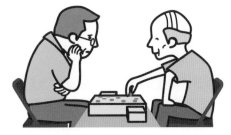

棋サロンに通い続けるために，まずは十分な栄養を摂ることを検討しました。

　努力性の嚥下をできるだけ避け，食事をすることによる疲労を軽減するため，高カロリー食品を取り入れ短時間で食事を終えられるようにすること，さらにしっかりと間食をとることを提案し，食品配送の注文の支援を行いました。

　また，将棋サロンまで徒歩で移動することで疲労してしまうため，知人に車で送ってもらうことを決めました。栄養摂取量が増え，移動の負担が軽減されたことで，将棋サロンでの交流時間を楽しむことができるようになりました。

## 5．まとめ

　参加の形は無数にあります。そのため，参加の支援を言語聴覚士だけで完結させることはできません。患者さんの周りには，かかわりをもつ人や支援者となる人がたくさんいます。患者さんはそのコミュニティのなかで生きていきます。参加の支援とは，患者さんが生きるコミュニティへの支援といってもよいのかもしれません。

　患者さんが参加する現場を具体的に想像し，言語聴覚士という専門性をもった支援者の一人としてコミュニティの人たちと対話を重ねましょう。そして参加の支援の経験を蓄積していきましょう。

【文献】
　1）大川弥生：ICF（国際生活機能分類）−「生きることの全体像」についての「共通言語」−，第1回社会保障審議会統計分科会生活機能分類専門委員会資料，2006
　2）上田　敏：ICF：国際生活機能分類と高次脳機能障害，高次脳機能研究；24巻3号：244-252，2004
　3）厚生労働省：ICFにおける構成要素について，第2回社会保障審議会統計分科会生活機能専門委員会資料，2006

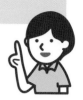

# 第10章

# 事例を通した理解

事例を通して対象者の長期経過を理解しましょう。各時期の機能，活動，参加の状況変化を知り，言語聴覚士のかかわりの特徴を理解しましょう。そして，一人ひとりに寄り添い，その人らしく生きていく人生を支援することについて，考えます。

## 1．はじめに

　言語聴覚士がかかわる患者さんは，長期経過のなかで状態や特徴が変化し，言語聴覚士に求められる役割は各時期で変化していきます。自分がかかわっていない期間の患者さんの様子を知る機会は少なく，容易ではありませんが長期経過を理解しておくことは，それぞれの病期に所属する言語聴覚士がよりよいかかわりをもつために，必須であるといえます。

　急性期，回復期の言語聴覚士は，その後に予想される長期的な推移をイメージする力をつける必要があります。生活期の言語聴覚士は，急性期，回復期の言語聴覚士のかかわりの重要性を理解するとともに，長期経過や参加へのかかわりを共有していくことで，各時期の言語聴覚士との連携を深めていくことが求められています。

　ここでは，発症から7年が経過した若年の重度失語症事例を提示します。時系列に沿って患者さんの様子を追いながら，重度失語症者に生じることの多い問題について理解し，事例の変化，事例を取り巻く環境の推移，各時期の言語聴覚士のかかわりについて考えていきます。

## 2．事例紹介

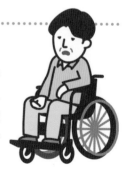

### 1）事例の特徴

　脳出血により重度右片麻痺と重度失語症を発症。発症時は40歳代前半の男性で，右利き，大学卒業後，大手企業の研究職として勤務していました。家族は妻と子ども2人の4人暮らしで，家族関係は良好です。自宅は持ち家で，住宅ローンの返済中でした。性格は学者肌で誠実で努力家，いっぽうで頑固な一面もあり，仕事に対して真面目に取り組んでいました（**表10-1**）。

### 2）7年の経過

　長期的に運動機能は中等度に改善し，屋外歩行まで可能になりましたが，失語症は重度のまま残存し，発話によるコミュニケーションにも重度の障害が残りました。

　急性期には，重度右片麻痺により，ADL全般に重度介助が必要で，食事のみ自立となりましたが，ぼーっとした状態が続き，自分の状況がよくわかっていない様子でした。また，全失語を認め発話

表 10-1　事例の特徴

| 患者情報 | 43 歳，男性，右利き |
|---|---|
| 家族 | 妻（看護師，週 3 回パート勤務），中学 2 年生，小学 5 年生の子どもと 4 人暮らし<br>隣市に両親と弟，義両親が住んでおり，関係性は良好で行き来も頻繁 |
| 住まい | 2 階建ての持ち家（ローンが残っている） |
| 役割（職業） | 大手企業の研究員として 21 年勤務，3 年前より役職を担っていた<br>父親，一家の大黒柱 |
| 趣味・特技 | パソコン，運動，車 |
| 性格 | 学者肌で誠実で努力家，頑固な一面もあり |
| 価値観・信条 | 家族を大切にする，仕事は手を抜かない |
| これまでの経歴 | 中学・高校とテニス部に所属。大学ではアルバイトと勉学を両立し，大学卒業後は現会社に就職。就職後は，転勤が 2 回あり，8 年前から現在の地で勤務。企業の主力商品にかかわる研究を行っており，職場内で一目置かれる存在であった。休日は趣味である車の洗車や，子どもと近所を走るなど体を動かすことが多かった。 |

はほぼ認められず，コミュニケーションは重度に支障をきたした状態で，回復期に転院となりました。

　回復期では認知機能に改善がみられ，自分の状態への理解が進みました。言語面では，理解障害が改善しブローカ失語へと移行しましたが，重度喚語困難と重度発語失行を認め，他者とのやり取りは部分的な意思疎通がはかれる程度にとどまりました。装具と杖を使用して屋内歩行は可能，屋外には見守りが必要な状態で自宅退院となりました。

　退院後，通所リハビリテーションにて理学療法と言語聴覚療法が継続され，意欲的に取り組む様子がみられました。次第に，徐々に自分の障害への認識が深まり，復職の難しさを実感するなかで，気持ちがイラつくことが増え，家族に声を荒らげるようになり，抑うつ状態も出現しました。しかし，通所リハビリテーションを休むことはなく，言語機能に大幅な改善がみられないものの，文字を書くことで言いたいことを伝えたり，部分的にスマートフォンを使用したりするなどして，コミュニケーションの拡大がみられました。

　発症 4 年目ころから体力が安定し，近所であれば 1 人で外出できるなど行動範囲が広がりました。自信がついた様子がみられ，精神的な安定が感じられるようになりました。通所リハビリテーションに取り組む様子を子どもにみせるなどの変化がみられ，父としての役割を果たそうとする姿勢が感じられました。この時期にはスマートフォンの扱いが向上し，自分から電子メールが発信できるなど日常のコミュニケーションが拡大しました。妻は一貫して夫を支え，子どもにも明るく接するとともに，会社との連絡を継続していきました。

　持久力，生活力が安定した 7 年目，会社は若年で優良社員であったことを考慮し，非常勤職員としての復帰を認め，週 3 日勤務にて職場復帰を果たしました。

## 3. 急性期での経過

　急性期の経過を，以下にまとめます。

## 1）経過

　左被殻出血を発症し，同日に A 病院に搬送され，保存的治療。10 日後に左側頭葉に再出血。この時点で，重度右片麻痺，重度失語症と診断され，ADL は重度介助。14 日後から経口摂取を開始。理学療法，作業療法，言語聴覚療法が開始された。1 カ月後に回復期リハビリテーション病院へ転院となる。

## 2）機能・活動の状態

　再発 3 日後に開眼し，常時ボーっとしている。重度右片麻痺を認め，ADL は全介助を要した。飲み込みに大きな問題を認めず，嚥下調整食にて食事が開始され，当初は介助を要したが，退院までにスプーン使用にて食事動作が自立した。全失語を認め，コミュニケーションは重度に障害されていた。一生懸命訴えるが，何を言っているか不明。コールの使用やスケジュール把握などは，困難であった。

## 3）家族の状態

　一家の大黒柱の突然の発症により，家族には混乱の様子がうかがえた。妻は病気の深刻さについて理解しており，2 人の子どもの世話をしながら看病を続け，疲労も感じられた。早くから回復期リハビリテーション病院への転院を希望し，闘病が長期になることに対して覚悟をしている様子であった。

## 4）言語聴覚士のかかわり

　意識レベルが改善したことで医師から嚥下調整食での食事開始の処方が出た。左手に失行症状があり，注意も不良であったため，当初は介助が必要だった。左手を使用して自力摂取を目標に働きかけた。

　コミュニケーションでは，わかりやすい「はい／いいえ」質問に対する返答を求めるなどの働きかけを行い，看護師との意思疎通の援助を行った。また，突然の発症に戸惑い，落ち込み，不安を感じている家族に対して，失語症状についてわかりやすく説明するとともに，かかわり方のポイントを伝え，今後の改善に向けて前向きに考えていかれるようにサポートを行った。退院時には，回復期病院の言語聴覚士に向けて経過と現状についてサマリー（要約書）を作成し申し送りを行った。

# 4．回復期での経過

　回復期の経過を，以下にまとめます。また，標準失語症検査（SLTA：Standard Language Test of Aphasia）の推移を図 10-1 に示しました。

## 1）経過

　重度 ADL 低下と重度コミュニケーション障害を呈する状態で入院し，6 カ月の入院期間を経て，

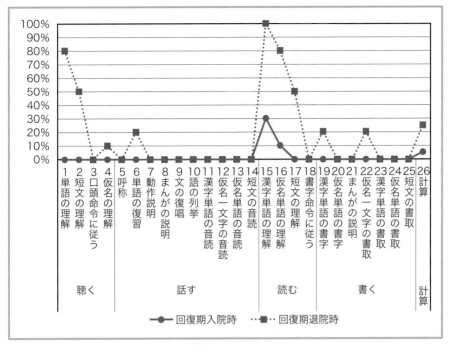

図 10-1　回復期における SLTA の比較

屋内 ADL は自立となったが，重度失語症が残存し，家族との簡単な日常会話は可能だが混み入った会話は困難な状態での自宅退院となった。

　入院中は毎日，理学療法，作業療法，言語聴覚療法を行い，熱心に取り組む様子がみられた。

## 2）機能・活動の状態

　認知面では，徐々にはっきりしてくる様子が感じられ，自分の状態についてもわかっているようであったが，今後のことなどについてはあいまいであった。注意の集中や持続が途切れやすい状態であったが，日々改善がみられた。昨日のことについて覚えていることが増えていった。今後の希望を言葉では説明することはできないが，「よくなりたい」「復職したい」と感じていることがうかがわれた。

　運動，ADL 面は順調に回復し，移乗動作が見守りから自立になり，車いすでトイレに行けるようになった。入院 3 カ月で歩行が見守りで可能になり，居室内，居室〜トイレ間など段階的に病棟生活を車いすから歩行に移行した。退院時には，病棟内の歩行が自立となった。

　言語面では，文の理解，読解の安定がみられ，単語の復唱が一部できるようになった。日常場面で，常套句や身振りを用いて簡単な意思疎通がはかれるようになった。コミュニケーションノートを導入し，生活に必要な事項を書き入れ，日常的に用いるように促した。「昨日お見舞いに来たのは誰ですか？」などのこちらの質問に対してコミュニケーションノートの使用を促すことで，必要なページを開いて誰が来たかを伝えることができたが，自発的な使用はみられなかった。

### 3）家族の状態

　入院初期から妻はほぼ毎日，休日は子どもたちも面会に来ていた。妻は入院初期から言語聴覚療法への同席を希望し，コミュニケーション方法について積極的に質問する様子がみられた。少しずつ改善してくることで回復への期待が強まったが，今後の生活に対しての不安も同様に強かった。両親，義理の両親ともに協力的であった。子どもたちは病前と違う父親の様子に戸惑っていたが，父の車いすを押すなど，受け入れていく様子もみられた。

### 4）言語聴覚士のかかわり

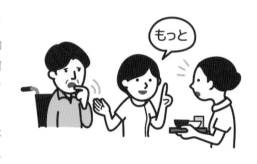

　①認知機能，言語機能向上へのかかわり，②日々のコミュニケーションへのかかわり，③心理的援助を中心に介入した。「食事について訴えがあるが，何を言っているのかわからない」と看護師から相談され，現場に立ち会い本人の意向を聞き出したところ，「ごはんの量を増やして欲しい」ということを伝えたかったことがわかり，看護師に伝えることができた。退院時には，生活期担当の言語聴覚士に向けて，回復期での経過および家庭内におけるコミュニケーションの安定など，確認してもらいたい点，自宅での自主練習などについて申し送りを行った。また，復職への希望があるため，退院時は未定であったが，経過を追うなかで復職の可能性を含めた検討および調整についてもあわせて申し送りを行った。

## 5．生活期での経過（1〜3年目）

　生活期前期の経過を，以下にまとめます。

### 1）経過

　自宅生活が開始された。退院前に家屋訪問や外泊練習を行っていたことから，生活自体は比較的スムーズに開始できた。また通所リハビリテーションにて，理学療法，言語聴覚療法が開始となった。生活場面では，通所リハビリテーション時の持ち物の準備など言われたことはやっていたが，自分から新しいことを開始する様子はなく，全体としては受け身的であった。

　緩やかながら能力の回復傾向は持続しており，屋外歩行の安定やスマートフォンの活用など，新たにできるようになることもあった。しかし，当初の目標としていた発症1年半での復職が果たせなかった際はイライラして妻に声を荒らげることがあり，しばらく抑うつ的な状態が継続した。

### 2）機能・活動の状態

　認知面では，詳細な記憶について改善がみられ，思考力が深まっていると感じられた。社会ニュースに関心を示すことが増え，自分の意見を主張することもあった。言語面では，漢字で書ける語が増え，会話場面で見たテレビ番組を伝える際に，部分的な文字を書くことで伝えられるなど

の場面が増えていった。

入院中はスマートフォンに届いた電子メールを読む程度で返信はできず，電話の利用はなかったが，退院後の生活期では自分から妻に電話をかけ，質問に「はい／いいえ」で答えることで，要件を伝えることができるようになった。

子どもの学校での様子に関心をもつなど，「父親として役割を果たしたい」という気持ちが強いことが感じられたが，無力感も感じられた。運動会には参加しなかったが，一等賞を取った子どもの写真を言語聴覚士に示して自慢し，嬉しそうな様子をみせることもあった。

### 3）家族の状態

一家 4 人そろっての生活が再開できたことで，妻に安心感はあったが，徐々に夫自身の障害への理解が進むことで気分が落ち込む様子に，悩みも深まった。1 日一緒にいることの負担感もあり，ショートステイの提案を受け入れ，月に 1 回の利用を開始した。子どもたちは，明らかに病前とは異なる父の姿を目の当たりにし，また父が母親に怒りをぶつける様子をみることで，父と距離を取ろうとする時期もあった。妻は子どもたちに粘り強く病気や障害についての説明を行い，「お父さんの気持ちを理解して支えていこう」と伝え続けた。

妻は，夫の復職に向けて会社との交渉を続けた。会社は，貢献度が高い社員であったことから，前向きに復職を検討したが，任すことのできる仕事を想定できず，難しいと判断された。経営の安定した会社であったため休業補償期間が長く，当面の経済的心配はなかったが，長期的には大きな不安要因であった。

### 4）言語聴覚士のかかわり

通所リハビリテーションの言語聴覚士は，週 1 回，①会話，②書字練習，③複雑な文の読解課題等，を行った。毎回宿題を出し，家で取り組めるように配慮した。家でパソコンを開くことが増え，インターネットの活用方法を本人と一緒に検討した。会話では，本人がこだわっていることを聞き出すように努めた。家族との交換連絡ノートには，伝わらなかった場面や話題を記してもらうようにし，それに関する情報をインターネットから探し出すことで，そのときの本人の思いを聞き出せることもあった。

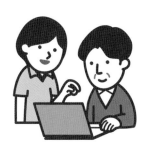

## 6．生活期での経過（4〜7 年目）

生活期後期の経過を，以下にまとめます。また，SLTA の比較を **図 10-2** に示しました。

### 1）経過

継続して通所リハビリテーションの利用を行った。屋外歩行能力の向上がみられ，活動範囲が拡大した。家族でショッピングモールに出かけた際，妻と子どもが買い物をしている時間に 1 人で本屋に行き，買いたい本を買うなど，自立的な行動を行う場面も出てきた。

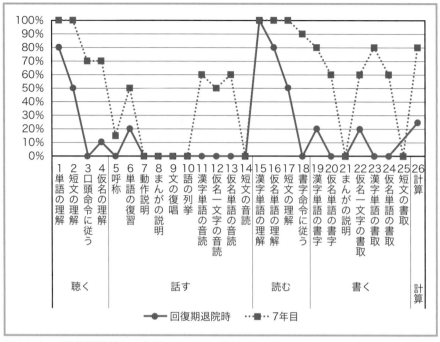

図 10-2　回復期退院時と 7 年目の SLTA の比較

　子どもの学校行事には，よく参加するようになり，精神的に安定してきた様子がうかがわれた。継続して会社とのやり取りが行われ，全面的な復職は困難であったが，パソコンを利用して文字入力の必要ない単純な表やグラフを作成するなどの業務内容で，週 3 日の非常勤という形での復職が実現した。

### 2）機能・活動の状態

　認知面では，日常的にやり取りできる内容から，記憶や思考が安定してきていることがうかがわれ，とくに何ごとに対しても自分の意思を明確に示すようになった点に変化がみられた。仕事内容に対して不安や不満もあったが，何より復職を実現することに対する意思や責任感を示した。

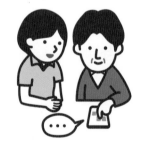

　言語面では，仮名 1 文字や単語の音読が部分的にできるようになり，生活場面で発語できることが多くなった。スマートフォンの活用範囲は大きく拡大した。限られた範囲ではあるが，予測変換機能を活用して電子メールを作成し，送ることができるようになり，生活の中で日常的に利用するようになった。妻の協力で，使用できるコミュニケーションアプリが増え，言いたい語を選んで音声再生を行うなど，さまざまな活用を行えるようになった。

### 3）家族の状態

　継続して行ってきた職場との交渉の結果，非常勤ではあるが復職を果たすことになった。夫の精

神的な自立が高まったことにより，妻が自分のことを考えられる時間が増えてきた。子どもたちも安定したなかで成長し，看護師とリハビリテーション専門職という医療関係職を目指して大学へ進学するなど，2人とも父親の姿を受け入れられていることが感じられた。

### 4）言語聴覚士のかかわり

　安定した生活の援助，コミュニケーション機会の確保を中心に，通所にて継続してかかわった。本人の希望があり，宿題にて読解や書字練習を継続した。会話では，あらゆる手段を使って自分の考えや主張を伝える課題を取り入れ，スマートフォンを駆使して伝えようとする姿勢を引き出した。

　復職に関しては，就労支援の情報を伝えるなど，サポートを継続してきたが，妻の要望で言語聴覚士が会社の上司と同僚に本人のコミュニケーション能力を説明する機会をもった。

## 7．事例のまとめ（表10-2）

　本事例は若年の重度失語症事例であり，発症7年時点で重度失語症と右片麻痺が残存し，作業能力，IADLなどに制限を残しました。しかし，長期的な認知能力の向上を背景に，コミュニケーション力が拡大し，体力，生活力なども安定したことから，勤務形態に変更はありましたが，復職を果たすことができました。**表10-2**に経過をまとめました。

　本事例の経過には，若年で初発であり，健康状態が良好であったこと，協力者である妻のサポート力が高かったこと，もともと真面目でモチベーションが高かったこと，などのリハビリテーション促進因子がそろっていたことが関与しています。また，通所リハビリテーションを通して，回復期退院後も一貫して言語聴覚士が継続した支援を行うことで，コミュニケーションの拡大への働きかけができたこと，本人家族に対して心理的援助ができたこと，職場復帰に際して専門家として意見を述べるなど適時に役割を果たせたことも，大変重要な意味があったと考えられる事例でした。

　重度失語症者の場合，周囲とのコミュニケーションの遮断から孤立し，抑うつ状態を呈することは少なくなく，適切な援助がないと，ひきこもりや寝たきりの要因となることもあります。しかし，他者とかかわる機会や役割をもつことで，精神的な立ち直りにつながることも多く，失語症をよく理解した言語聴覚士の援助はきわめて重要です。

　失語症者の参加の支援では，家族の存在がとても重要で，言語聴覚士が家族支援の視点をもっていることも大切です。家族の形態や能力，家族関係はさまざまであり，誰もが良い環境にいるわけではありませんが，それぞれの家庭に合わせて，障害の理解を進め，家族関係を改善できる援助を行えるようになりたいものです。

　失語症者の復職は，通常きわめて難しく，思うような結果にたどりつけないことが多いですが，少しずつ整ってきている制度を活用しながら，チャンスを探って粘り強い支援をしていくことが求められています。

　言語聴覚士は失語症の長期経過を理解し，生じやすい問題について知り，有効な支援ができるように心がけていきたいものです。

もっと

表 10-2　事例のまとめ

| | | 急性期<br>発症〜1 カ月 | 回復期<br>発症 2 カ月〜発症 7 カ月 |
|---|---|---|---|
| 運動機能 | BRS | 上肢 I，手指 I，下肢 II | 入院時：上肢 II，手指 I，下肢 II<br>退院時：上肢 II，手指 II，下肢 IV |
| | FBS | 非実施 | 入院時：32 点<br>退院時：52 点 |
| 認知機能 | CBA | 12 点（2-2-2-2-2-2） | 入院時：17 点（3-3-3-3-3-2）<br>退院時：22 点（4-4-4-4-3-3） |
| | RCPM | 14 点 | 入院時：31 点<br>退院時：34 点 |
| ADL | FIM | 18 点（運動 13 点，認知 5 点）<br>車いす全介助 | 入院時：49 点（運動 36 点，認知 13 点）<br>退院時：97 点（運動 75 点，認知 22 点）<br>入浴以外，屋内 ADL 修正自立 |
| 言語機能 | | 理解は単語レベルより困難。表出は重度に障害され，実質語はなし。 | 退院時には単語〜3 文節程度の理解は安定。挨拶語や言いやすい高頻度単語は復唱できることもある。漢字単語の書字が一部できるようになった。 |
| ST 目標 | | ・食事動作修正自立<br>・コミュニケーション手段の確保<br>・はい／いいえでのやり取り成立 | ・単語〜短文レベルの理解力向上<br>・短い文章の読解<br>・漢字単語の書字<br>・挨拶語の復唱，単語の復唱<br>・代書手段となりうる機能の向上<br>・家族とのやり取り手段の確保 |
| ST プログラム | | ・食事自己摂取練習<br>・身振り，文字など駆使した会話練習<br>・はい／いいえ表出の練習 | ・会話練習（代償手段獲得，家族指導含む）<br>・単語，短文の理解練習<br>・単語の表出（呼称→書字→音読復唱）<br>・発語練習（挨拶語，歌唱）<br>・自主練習（文字や絵の模写，読解など） |
| コミュニケーション実用度 | | 段階 1（やり取り困難）<br>ごく身近な内容であれば「はい／いいえ」質問によりなんとか聞き取れたこともあるが，ほぼ困難。<br>重度発語失行，重度喚語困難で発声レベルで反応するが伝わらない。 | 入院時：段階 2（わずかなやり取りができる）<br>退院時：段階 3（半分やり取りができる）<br>文字提示が理解の一助となる。会話ノートの指差しや，「はい／いいえ」の質問をすることで，ADL や体調に関する内容は部分的にやり取りができた。妻がいると代わりに答えるように促していた。 |
| 家族の様子 | | 妻：ショック，動揺<br>子ども：理解できない，不安 | 妻：不安，回復への期待<br>子ども：逃避，がまん |
| 生活状況 | | ADL 全介助<br>意思疎通が困難 | 覚醒が次第にはっきりしはじめ，誘導により ADL を行う。身体機能および認知機能の向上により，ADL は修正自立に至る。入院前半は，昼間でも寝たり起きたりの生活であったが，後半は運動および言語の自主練習を積極的に行うようになった。 |

※ BRS：ブルンストローム・ステージ，FBS：ファンクショナル・バランス・スケール，CBA：認知関連行動アセスメント（意識-感情-注意-記憶-判断-病識），RCPM：レーブン色彩マトリックス検査
※コミュニケーション段階：第 3 章参照

| 生活期前期<br>発症 8 カ月〜発症 3 年 | 生活期後期<br>発症 4 年〜 7 年 |
|---|---|
| 上肢Ⅱ，手指Ⅰ，下肢Ⅳ | 上肢Ⅱ，手指Ⅱ，下肢Ⅳ |
| 退院時：52 点 | 退院時：52 点 |
| 発症 3 年時（抑うつ時）：<br>23 点（5-3-4-4-3-4） | 発症 7 年時：<br>28 点（5-5-5-4-5-4） |
| 34 点 | 36 点 |
| 107 点（運動 84 点，認知 23 点）<br>短下肢装具があれば屋内伝い歩きで ADL 自立だが，ときどき妻に依存することがある。 | 117 点（運動 88 点，認知 29 点）<br>・フリーハンド歩行で屋内自立<br>・短下肢装具と 1 本杖で屋外自立 |
| 理解は，短文の読解能力が向上。偶発的に有意味語が出る。漢字単語に加え仮名単語の書字が部分的に可能。 | 理解は短文レベルでは確実となる。あいづち語のバリエーションが増加。単語の音読が少しずつ可能になり，漢字単語が一部書けたことが音声表出につながることがある。 |
| ・文の理解練習<br>・代償手段の拡大（書字練習，スマートフォン使用練習）<br>・復職と向き合い方，気持ちの整理<br>・コミュニケーション範囲の拡大 | ・復職支援<br>・文字言語能力向上（新聞記事レベルの読解，単語の書字）<br>・コミュニケーション範囲の拡大 |
| ・会話練習（生活状況の把握，心理的サポート含む）<br>・文の理解練習<br>・書字練習<br>・スマートフォン使用練習<br>・復職に関する援助 | ・復職状況確認と援助<br>・代償手段の拡大援助<br>・他者を交えた会話練習 |
| 段階 3（半分やり取りができる）<br>伝わらずイライラすることもあるが，一部書字ができたり，偶発的に有意味語が出たりし，言いたいことがときどき伝えられることがある。話題は子どもの教育，仕事関連など広がりがでてきた。 | 段階 3<br>受け身的なやり取りからほぼ脱却し，スマートフォンアプリを代償手段として活用している。予測変換機能を使いながら簡単な検索や，短いメッセージの入力ができる。失語症により援助はときどき必要。 |
| 妻：継続的努力，疲労<br>子ども：恐れ，徐々に理解 | 妻：安定，安心，自分のことを取り戻す<br>子ども：受け入れ，相談，尊敬 |
| リハビリテーションを続けて良くなりたいという思いはあるが，前向きな活動はない。スマートフォンやパソコンを触るようになり，検索，動画閲覧をすることがみられる。家族と一緒であれば外出する。 | ショッピングモールへ買い物に行った際，家族と別行動ができるようになった。復職後は，妻が職場の門まで送迎，1 日デスクワークができる持久力がついた。 |

# 8. まとめ

　本章では，失語症の長期経過について説明しました。言語聴覚士がかかわる対象者はさまざまで，障害の回復過程だけではなく，変性疾患や悪性腫瘍などにおいては，機能や活動が低下していく過程にかかわり，援助していくこともあります。

　言語聴覚士は，それぞれの疾患の長期経過の特徴を知り，コミュニケーションと食事を中心に，ステージに合わせた機能・活動・参加への援助を行えるようになりましょう。

# 付章

# 訪問ではじめる
# 小児の臨床

時代やライフステージの変化とともに，言語聴覚士の働き方が多様になってきました。そこで，これまで急性期や回復期の病院で成人対象者のリハビリテーションに従事してきた言語聴覚士が訪問リハビリテーションへの転職を機に，小児の臨床を開始するというケースも増えてきました。ここでは，言語聴覚士の働き方が多様化している背景について述べ，勤めながら新しい小児領域にチャレンジする言語聴覚士に必要な評価の視点や養育者とのかかわりについて考えます。

## 1．訪問言語聴覚士の増加

　近年，訪問リハビリテーションの事業所が急増し，訪問リハビリテーションに携わる言語聴覚士の数も年々増加傾向にあります。その背景には，2015 年度の介護保険報酬改定によって「活動」と「参加」に焦点をあてたリハビリテーションが推進されてきたことがあるといえますが，そのほかにも言語聴覚士の増加に伴い，年齢構成が変化し，その働き方が多様になったことも一因にあるのではないかと考えられます（**図1**）。

　1999 年に第 1 回の言語聴覚士国家試験が行われ，4,003 名の言語聴覚士が誕生しました。その大半が 5 年以上の臨床経験を有するベテラン言語聴覚士でした。その後は毎年約 1,000 人の言語聴覚士が誕生し，20 代の言語聴覚士が多い時代がありました。この世代の言語聴覚士が 30 代，40 代となり，2010 年以降は 30 代の女性言語聴覚士が構成員のなかでもっとも多くを占めています[1]。30 代は結婚や出産等のライフイベントが重なることが多く，このライフステージの変化に伴い，勤務形態を常勤から非常勤などに変化させながら仕事を続ける言語聴覚士も増えてきました。また，非

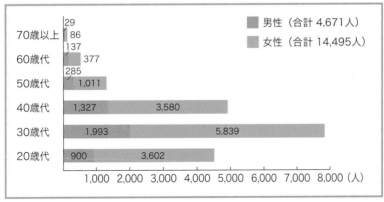

図1　日本言語聴覚士協会会員の年齢構成
　　（男女比，年齢構成（会員数 19,166 人））

（日本言語聴覚士協会ホームページより，2021 年 3 月現在）

**123**

常勤やパートタイム勤務で働くことを選択するなかで，訪問リハビリテーションへと職場を移す言語聴覚士も増加していると思われます。

## 2．未経験の小児の臨床を訪問でスタートする

　これまで回復期病院等で，成人を対象としたリハビリテーションに従事してきた言語聴覚士が訪問リハビリテーションへの転職を機に，小児の臨床を開始するケースが増えつつあります。これは，訪問リハビリテーションの事業所が増え，地域のニーズを掘り起こした結果ともいえますが，子どものリハビリテーション専門機関が飽和状態にあり，なかなか支援へとつながりにくい状況も影響している可能性があります。昨今は「発達障害」が社会的にもクローズアップされ，乳幼児健診や学校機関でのスクリーニング感度が上がっています。そのため，専門機関への相談を促されるケースが増えています。しかし，近くの専門機関は3～6カ月先にならないと予約が取れないという声も耳にします。そこで，訪問言語聴覚士にたどり着くケースもあるようです。また近年では，重症心身障害児等の医療的ケア児への訪問ニーズも高まっており，リスク管理を含む専門性の高い技術の獲得には専門機関での研修が必要です。訪問をはじめたばかりの言語聴覚士は慣れない訪問業務のなかで，新しい分野を学ぶ時間的・精神的余裕がなく，日々，葛藤しながら臨床に向かっているかもしれません。

## 3．発達障害の臨床をはじめるにあたって

　発達障害児の言語聴覚療法を行ううえで，評価に必要な視点を整理してみます。1つはレディネス（readiness）です。これは「子どもが何かを学習するには，それを学習できるだけの心身の発達と，知識や経験などが準備されている必要がある」という考え方やその準備ができている状態のことを指します。たとえば，「好きなガラガラに手を伸ばしてとる」ためには，心身の発達として，座位保持の安定や目と手の協応動作，奥行き知覚が発達していること，好きなおもちゃであるという知識とおもちゃを使った経験などの準備が整っている必要があるといえます。レディネスを意識した働きかけを行うことは重要で，ときには“機が熟す”のを待つことが必要な時期もあります。また，このレディネスの様相は遺伝の影響を色濃く受けます。そのため，対象児の生育歴（在胎週数や生下時体重など）や発達歴（定頸や独歩，指さしや初語の時期など）とあわせて，両親や兄弟姉妹の発達歴（父の初語が遅かった等）を聴取することも大切です。

　次に環境です。養育者との愛着の形成や周囲の大人の言葉がけや子どもの反応の待ち方など，周囲の大人側のコミュニケーションスキル，家庭の教育方針や生活習慣も言語・コミュニケーションの発達を支える要因となります。

　3つ目は認知機能です。目や耳から入ってきた情報をどう整理するかは，言語・コミュニケーションの発達の基礎になります。“紐を引くと音が鳴る玩具を繰り返し使う”など，自分の行動がどんな結果を生み出すのかに気づくことができると，簡単な因果関係の理解が発達してきたことを示します。物事のつながりが理解できるようになってくると，思考が発達していきます。

表1 子どもの言語・コミュニケーションの発達を評価するポイント

| レディネス | 生育歴（妊娠，出産時のトラブルの有無），発達歴（運動，言語），遺伝的資質　等 |
|---|---|
| 環境 | 家族構成，所属の有無，愛着（特定の養育者との情愛の絆），家族のかかわり方（コミュニケーションスキル），行動範囲，家庭の教育方針，家庭の生活習慣（起床／就寝時間，食生活）　等 |
| 認知 | 物・形・色・人・場所・時間・感情がわかるか，遊び方（積んで倒す，積み木を車に見立てる），イメージする力　簡単な因果関係の理解（母が鞄を持つ→外出がわかり玄関に行く），等 |
| 個性 | 気質・性格，興味・関心，好き嫌い，得意なこと，苦手なこと，子どもの世界　等 |

　4つ目に個性です。これはICFの個人因子にあたり，子どもの気質や性格，興味・関心や好き嫌いなどを指します。子どもの独自の世界を尊重し，その世界を探ることは，子どもとコミュニケーションを行うきっかけとなります（表1）。

　発達障害の言語聴覚療法では，これらの情報を主に行動観察や問診から収集し，必要に応じて直接検査を行います。得られた情報を整理・統合し，子どもの全体像をとらえることが大切です。

## 4．発達の里程を知る

　子どもの行動観察や問診を行うなかで，何をもって「遅れ／障害」といったらいいのか，迷うことがあるかもしれません。そんなときに手がかりの1つとなるのが「発達の里程標」です。

　里程標とは，道路わきなどに立てた標識（マイルストーン）のことを指しますが，物事の推移や発展の過程を示すしるしの意味もあり，発達の里程標は「発達の一段階を示すしるし」の意味で用いられます。対象児の評価を行ううえで，まず必要なことは，定型発達児の発達の里程（いつ，何が，どんな風にできるか）を把握することです。対象児の現状を里程標に照らし，合致しない場合，発達過程のどこかに何らかの遅れがある可能性を示唆します。ただし，発達の個人差や異速性を考慮する必要があるため，すぐに「遅れ／障害」と断定することは危険です。

　一方で，定型発達の里程を知ることは，現在の発達段階の目安を得ることができ，次のステップへの見通しが立てやすくなります。そのため，小児の臨床をこれからはじめる，またははじめたばかりの言語聴覚士は里程標を自分で再構成した，「マイ里程標」を作成することをお勧めします。自身の脳内に発達を見る枠組みをつくるために，いったん自分の思考を通し，里程標を再構成する作業はきっと役に立つと思います。作成は標準化された発達検査（乳幼児発達スケール，DEN-VER-Ⅱ発達判定法など）や発達や保育関連書籍に指標や里程標が示されているので，それらを見比べ，必要な事柄を抜き出します。性別や時代によって多少の変化はありますが，基本的な発達順序と達成時期に大きな違いはありません。作成方法は，表形式でタテ軸に年齢（3歳までは月齢も併記する）を，ヨコ軸に運動，認知，言語，社会性などの領域を記し，見通せるように2ページ程度で作成すると見やすく，追加や修正が容易です（図2）。タテ軸の年齢は1歳までは月単位，1〜3歳は半年単位，3歳以降は年単位で作成するとよいでしょう。クリアケースの両面に入れ，持ち歩けば，対象児の気になった行動を里程標ですぐに確認することが可能です。

| | 運動機能 | 認知（探索・操作） | 社会性・生活習慣 | 言語理解 | 言語表出 |
|---|---|---|---|---|---|
| 誕生〜1カ月 | 仰臥位で頭を横に向ける<br>刺激に対して全身運動で反応<br>手を握りしめている | 触れたものを握っている | 快適時にひとり笑い→生理的微笑<br>空腹・不快時に泣く<br>空腹時に抱くと乳を捜す | | 啼泣，咳などに伴って音を出す<br>しゃがれ声を出す |
| 2カ月 | 腹臥位で数秒間頭を上げる<br>刺激に対して全身運動で反応<br>手を握っていることが多い<br>入浴時に激しく動く | 手を口に持っていってしゃぶる<br>自分の手を見る（ハンドリガード） | あやすと顔を見て笑う<br>人が離れると泣く | 話し声に反応する | 喃語（クーイング）<br>母音を発音し始める |
| 3カ月 | 仰臥位で頭を正中に保つ<br>手を軽く握るか開いている | 玩具を少しの間握っている | 近くを通る人を目で追う<br>声をたてて笑う<br>気に入らないと怒る | | 過渡喃語（母音）3〜5M<br>母音を長く発音する |
| 4カ月 | 定頸，指を動かす，かく<br>玩具を手に持ってつかむ<br>立たせると下肢を突っ張る<br>四肢を独立に動かす | 玩具を持って眺めて遊ぶ<br>哺乳時に母の服を引っ張る<br>到達把持運動ができる | 「いないいないばぁ」に笑う<br>気に入らないとそっくり返る<br>スプーンから飲める | | 過渡喃語（母音）3〜5M<br>調子をつけて喃語をいう |
| 5〜6カ月 | 仰臥位で頭をあげる<br>寝返りをする<br>腹臥位で頭と胸を上げる<br>高い高いを喜ぶ<br>立たせると一部を支える<br>わしづかみをする | 近くにある玩具に手を伸ばしてつかむ<br>物を両手で口に持っていく<br>玩具を持ちかえる | 母と他人の区別がつく<br>哺乳瓶，食べ物を見ると嬉しそうにする<br>手づかみ食べができる | | /m/の発音ができはじめる<br>人，玩具に話しかける<br>交信的発声 |
| 7〜8カ月 | お座りができる<br>はいはいをはじめる<br>支えられて短時間立つ | 両手に持って打ち鳴らす<br>床に落ちている小さな物を拾う<br>物を何度も繰り返し落とす | 要求がある時，声を出して大人の注意を引く<br>人見知りをする<br>食卓をかきまわす | ジェスチャーの理解<br>名前がわかる<br>バイバイ<br>ママどこ？と探す<br>禁止に反応 | 規準喃語（CV）バブ〜 |
| 9〜10カ月 | はいはいが上手になる<br>つかまり立ち<br>物を人差し指でつつく，つまむ | 引き出しを開けて物を出す<br>戸を開けることがわかる<br>手段−目的関係の理解<br>棒や台を使って物を取る | 大人の模倣を始める<br>バイバイができる<br>マンマと言って食事を催促する<br>共同注意，三項関係の確立 | | |
| 11〜12カ月<br>1歳 | つたい歩き<br>短時間ひとり立ち<br>上手につまむ | 鉛筆でぐちゃぐちゃ書きをする<br>求められる物を手渡す<br>2個の立体を合わせる | 求められると物を手渡す<br>哺乳瓶，コップを自分で持って飲む | 2〜3の命令要求を理解<br>○○どれ？に簡単な者であれば指させる | 1〜3語を言う<br>指さし |
| 13〜15カ月<br>1歳 | 両足を開いて不安定に歩く<br>片手保持で階段を上る<br>小片を上手につまむ | 水いたずらを好む<br>小さなものをコップなどに入れたり出したりして遊ぶ | 子どもの中で一人で機嫌よく遊ぶ<br>スプーンで自分で食べようとする | 母の歌を喜んで聞く | ジャルゴン |

図2　マイ里程標の例

# 5．遊びはそれ自体が目的となる

　発達障害等の小児の臨床において，"遊び"は臨床そのものといっても過言ではありません。遊びは楽しむことが第一の目的であり，自発的な遊びは，子どもの発達の様相を浮かび上がらせます。また，興味・関心やその子独自の遊び方には一人ひとり個性があり，在宅には「子どもの世界」を知る手がかりがたくさんあります。

　たとえば，「キッチンで水遊びをするのが好き」という2歳0カ月のAくんは，何を楽しみに，どんな遊びをしているのでしょうか。キッチンに向かうAくんの様子を観察してみました（**図3**）。

　①まず，近くにあった豆いす（子どもが座る座面が低く，背もたれが付いているいす）を引きずり，洗い場の前まで運びます。

　②そしていすの上に立ち，水の張ってある，洗い桶に手を入れます。冷たい水に触れると「きゃっ」と驚いたような，楽しそうな声をあげます。

　③次に，洗い桶から手首を持ち上げ，指先から水滴が落ちる様子を横から覗き込み，水滴が指先から滴る様子と水滴が落ちて水面に小さな波紋が広がる様子をじーっと見ています。

　④そして，洗い場の脇にコップがあるのを見つけると，コップの取っ手を持って，洗い桶の中の水をすくっては，外にこぼします。桶の水が少なくなり，コップですくえなくなると，周りを見渡して「マー」と母親を呼びます。

　⑤母親が「Aくんどうしたの？」と尋ねると，コップを差し出し「…だい」と発話します。母

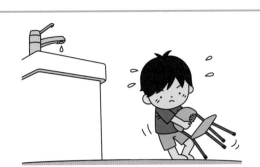

①豆いすを引きずり，洗い場まで運ぶ。

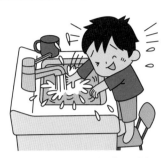

②いすの上に立ち，洗い桶に手を入
れ冷たい水に触れると「きゃっ」
と楽しそうな声をあげる。

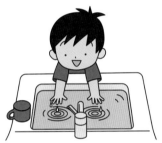

③手首を持ち上げ，指先から水滴
が落ちる様子を見つめ，水滴が
落ちて水面に小さな波紋が広が
る様子を見ている。

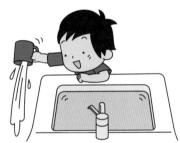

④洗い場脇にコップを見つけると，
コップをとり，洗い桶の中の水を
すくっては，外にこぼす。コップ
ですくえなくなると，周りを見渡
し「マー」と母親を呼ぶ。

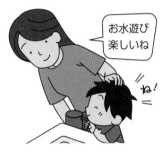

⑤母親にコップを差し出し「…だ
い」と発話。母親が「お水が欲
しいのかな。お水遊び楽しい
ね」と言うと，A君は「ね」と
母親の顔を見て笑顔で応答。

図3　Aくんの遊びの様子

　親が水浸しの洗い場周辺に驚きつつも「お水が欲しいのかな，お水遊び楽しいね」というと，「ね」
と母親の顔を見て笑顔で応答しました。

　ここで，少し視点を変えて，上記のAくんの遊びの様子を「発達」の観点で整理すると，**表2**
のようにまとめることができます。

　Aくんの遊びを発達の視点で観察すると，運動発達は年齢相応です。認知発達は水遊びの様子
から，簡単な因果関係（コップを傾ける→水がこぼれる，指先から水滴が落ちる→水面に波紋が広
がる）の理解が進んでおり，明らかな遅れはみられません。しかし言語発達をみると，身近な単語
の発話も語の一部（ワードパーシャル）が中心であり，発声と身振りで自身の意図を相手に伝える
段階と考えられ，1歳程度の遅れが疑われます。また，困ったときには母親に助けを求めることが
できていることから，安定した愛着の形成が進んでいると思われます。母親の顔を見て楽しい感情
を共有することができていることから，社会性の発達も順調であることが推察されます。

　Aくんは視覚や触覚を介した感覚運動遊びを好んで行うことからも，このあと1カ月程度は引
き続き感覚運動遊びを中心にし，安全に楽しく行える環境を整えます。子どもの興味や遊び方の変

表2　Aくんの遊び場面の整理

| 項目 | 観察された場面 | 発達年齢 / 段階の目安 |
|---|---|---|
| 運動 | いすを引きずって歩く<br>いすの上に立つ | 2歳頃〜<br>1歳半頃〜 |
| 認知 | 踏み台を使う（手段 – 目的関係の理解）<br>コップで水をすくってこぼす（コップの機能の理解） | 9〜10カ月頃〜<br>1歳半〜 |
| 言語 | 語の一部（ワードパーシャル）「（マ）マ」「（ちょう）だい」<br>身振り：コップを差し出す（要求） | 10カ月〜1歳半頃<br>発声と身振りで意図を伝える |
| 社会性 | 困ったときに母親に助けを求められる（愛着の形成）<br>母親の言葉がけに対して顔を見て応答できる（共感） | 乳児期の発達課題 |
| 興味 | 水に手を入れる感覚を楽しむ（触覚）<br>水の波紋を見て楽しむ（視覚） | 感覚運動遊び |

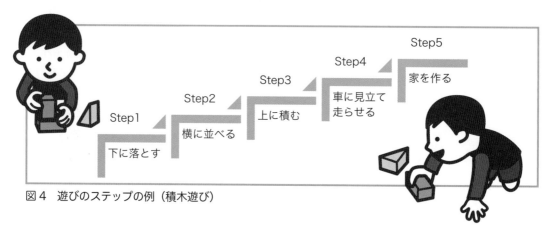

図4　遊びのステップの例（積木遊び）

化をとらえ，適宜，遊びのバリエーションを増やす提案を行っていきます。

　遊びは子どもが好きなときに，好きなだけ取り組む活動であり，自発的に取り組む活動だからこそ，「やった！」という達成感が得られやすいといえます。遊びは子どもの発達を促すきっかけになる一方で，役割（お手伝い）や教育的（できるように）観点が強く，実益性を求めすぎてしまうと，もはや自発的な“遊び”ではなくなってしまうことに注意が必要です。

　子どもが楽しく，かつ達成感を得やすい“遊び”を行うためには，どんなことが必要でしょうか。子どもの興味・関心に則した遊びであることに加えて，難易度の調整がポイントとなります。子どものレディネスを考慮せずにただ，“面白そうな玩具”を提供してしまうと，楽しい活動にはならないことがあります。

　まず，子どもが自発的に遊んでいる様子をよく観察し，子どもが「楽しい」と感じている要素に気づき，その遊びを繰り返す様子を観察します。10分以上ずっと，全く同じ遊び（場所，道具，動作，言語のバリエーション）を楽しむ子どもがいれば，一所に留まらずに，動き回り，次々と遊びが変わっていく子どももいます。子どもの世界を想像し，温かいまなざしで見守りながら，子どもが行っている遊びをスモールステップで再構成し，経時的に遊びの変化を観察します。適宜，一段階上の遊びを提示しますが，子どもが関心を示さない場合は，まだレディネスが整っていない可能性があるので，無理に進めずにじっくり機会を待ちます。図4に積木遊びのステップの例を示します。

# 6．養育者との対話を通して

　わが子の成長や育児について悩まない養育者はいません。発達障害を有するあるいは疑いのある子どもの養育者の悩みや葛藤は，言葉では言い表し難いものです。また，訪問言語聴覚士が子どもにかかわる時間は多くても週に1回，1時間程度であり，とても限られています。そのため，1日の多くの時間をともに過ごす養育者への支援は，子どもへの支援と同様，場合によっては，子どもへの支援以上に重要です。養育環境を整えることは，子どもの健やかな発達を促すための必要条件です。なかでも，養育者の精神衛生は子どもの心身の健やかな成長への影響が大きいといえます。言語聴覚士は養育者の心に寄り添い，これまでの努力を労うことが大切です。

　養育者から見ての子どもの長所や困っている言動，どんな子どもに育って欲しいか等の育児観についてじっくり対話することも重要です。子どもとのコミュニケーションに悩まれる養育者には，かかわり方のアドバイスを行いますが，言語でコミュニケーションを行うことに焦らず，まずは，言語や認知発達の土台となる，子どもの自己肯定感を育むことからはじめることが大切です[2]。

　自己肯定感はいつでも，どんな自分でも愛され，認められることで，無意識に「自分は大切な存在だ」「生きている価値がある」「必要とされている」と安心したり，満たされていると感じる感覚を指します。お母さんに抱っこされたり，泣いたときになだめてもらったり，一緒に笑ったりするなかで育まれていきます。3歳ごろまでに十分に甘えさせてもらい，自己肯定感の土台が築けると，3歳以降に生活習慣を身につけやすくなり，この自己肯定感と基本的生活習慣が身についた子どもは，知的好奇心や探求心が現れ，言語を用いて勉強が進みます（**図5**）。

　生活年齢が1歳半を過ぎて，身近な言葉の理解や表出ができない，周囲の子どもに比べて遅れていると感じると，養育者は親心から子どもの成長を急ぎ，まだ自己肯定感を育む時期でありながらも，しつけを重視し，叱責する等のかかわりになってしまうことがあります。また，養育者以外の周囲の大人に注意されたり，冷たい視線を浴びることを回避したりする行動が優先されることは想像に難くありません。このような状況が続き，子どもを無条件に肯定し，ほめたり，大切な存在であることを伝えたりする機会が減ってしまうと，安心感が得られず，自己肯定感が育ちにくくなる可能性があります。

　言語聴覚士は，養育者にほめることを強要するのではなく，子どもにたくさんある良いところ（笑顔がかわいいね，ご飯をよく食べるね，お母さんの声がわかったね，手の力が強いね等）を見つけ，言語と非言語（表情・身振り，声色等）で「ほめる」モデルを示すことが大切です。また，人的環境に働きかけ，主たる養育者を孤立させないようにすることも大切です。頑張りすぎて，気持ちを張りつめている養育者は，自身の自己肯定感も低くなりがちです。このような場合は，心に余裕がなく，すぐにイライラしたり，落ち込みやすくなったりするため，養育者の自己肯

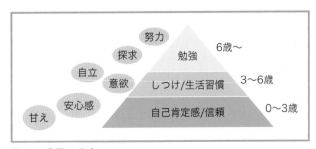

図5　成長の土台

定感を高めてくれる人物を周りに置くことが必要です。たとえば，Bくんの主たる養育者であるお母さんが「Bくんがスーパーで未購入の商品を手に走り回って，他のお客さんにぶつかってしまった。謝罪しているときの周囲の視線が痛い」のような辛い思いを話せる機会をつくることが大切です。また，このときに，母親に共感し，頑張りを認めてくれるパートナーをみつけること（育てること）も重要です。この例では，主たる養育者の夫（Bくんの父親）が「大変だったね。いつも本当にありがとう。ママがこんなに頑張ってるんだから，Bくんはきっと大丈夫だね。もう少し成長を待とう」と感謝と労いの言葉がかけられるよう，Bくんの父親への働きかけを行うこと等です。

　自宅には生活をイメージするための手がかりがたくさんあります。家庭内での家事と育児の様子（母親が一人で行っていないか，協力や分担の程度の把握），装飾や写真からは，家族の興味・関心や家族の関係性（父親の手づくりの家具や玩具がある，祖父母との写真がたくさん飾られている等）も見え隠れします。勇気と誠意を胸に，もう一歩踏み込むことで，養育環境を含めた子どもの生活が見えてくるかもしれません。環境も含めた生活全般に直接働きかけることができるのも訪問言語聴覚士だからこそではないでしょうか。

## 7．学び直しは言語聴覚士人生の大きな転機

　ここでは，これまで急性期や回復期の病院で成人対象者のリハビリテーションに従事していた言語聴覚士のうち，訪問リハビリテーションへ転職したことを契機に，小児の臨床を開始した人に向けた内容でした。勇気をもって最初の一歩を踏み出す言語聴覚士の背中を押すことができれば幸いです。

　言語聴覚士は医療福祉の専門職であり，専門家として常に自己研鑽し，新しい知識や技術にチャレンジすることが求められます。領域が変わっても，その根底にあるものは同じであり，これまで取り組んできた成人の認知・言語・コミュニケーションの臨床経験や知識が必ず活きます。領域を広げることで，言語聴覚士としての臨床の幅を広げるチャンスととらえていきたいものです。また，言語聴覚士の就業状況が多様化するなか，有職者の学び直しの機会をサポートする仕組みが必要であるといえます。

　最後に，ここで紹介した内容は，「初めの一歩を支援する」内容であり，これにとどまらず興味をもったことをきっかけに，今後はさらに専門書や文献等で知識を身につけ，事例検討を通して，臨床的思考を深めていく必要があります。

【引用文献】
　1）日本言語聴覚士協会HP．日本言語聴覚士協会について．https://www.japanslht.or.jp/about/trend.html　2021年3月
　2）明橋大二：0～3歳のこれで安心　子育てハッピーアドバイス，p.14-80，1万年堂出版，2017

# あとがき

　『実践力を高める　成人言語聴覚療法ハンドブック』の上梓にあたり，本書をまとめるためにお力を貸してくださった方，応援してくださった方，共感してくださった方，すべての方々に，心から感謝をお伝えしたいと思います。

　思えば，新型コロナウイルス感染症によりすべての講習会や研修会の中止を迫られた 2020 年春，日本言語聴覚士協会でこれまで実務者講習会に関わってきた医療保険部員，介護保険部員のメンバーがオンラインで会議を持ったのが本書企画の始まりでした。短い期間で目次，執筆者を決定した後は，内山量史副会長が立ち上げるオンライン会議で繰り返し議論を重ねてきました。

　本書の趣旨は，「現場で役に立つ言語聴覚士」が身につけておくべき「臨床実践力に必要な知識・技術・考え方」を示すことでした。私たちは議論を通してその中核に，「全体像」「認知」「参加」の理解を据えました。

　「行動観察から認知機能をとらえられる力」の重要性については，もともと執筆者間で意見が一致していましたが，言語聴覚士が ICF の「参加」の支援に関わることの重要性については，議論が十分とは言えず，あいまいなままでした。

　同年夏には，執筆者が改めて ICF を学びなおす機会を持ちました。患者さんの全体像をとらえることの意味を改めて知ることを通して，執筆陣の思いや本書が目指すべき方向性はぐっと明確になりました。同年暮れから年明けにかけて，本書の中核となる「参加」の章が完成し，最後は原稿の締め切りが迫る中，執筆者全員で「事例」の章を仕上げ，本書を完成することができました。議論の中で見えてきたものを形にすることができたと感じています。

　本格的な高齢社会の中にあって，老いてなお，障害を持ってなお，たくましく活き活きと暮らしていく人をしっかり支援することのできる言語聴覚士になるために，必要な専門性を持つ一方で，本書を通してしなやかで柔軟な思考と幅広い視野を持ち，臨床実践力を発揮できる基礎を身に着けて欲しいと思います。そのような言語聴覚士が，さらに社会で活躍していくことを大いに期待しています。

　本書に示した内容は，まだまだ議論が尽くされていないことも，未完成な部分も多く，課題は残ります。しかしだからこそ，あえてこれからの議論の活性化につなげるために，この内容を世に示したいと思います。厳しいご意見も含めて，皆さまからたくさんの感想をいただくことを執筆者一同，お待ちしています。

2021 年 6 月

森田　秋子

内山　量史

執筆者一同

# 索　引

〔監　修〕

一般社団法人　日本言語聴覚士協会


〔編　者〕　　　　　　　　　　　　　　　　　　　〔執筆分担〕

森田　秋子　　鵜飼リハビリテーション病院　　　第1章，第2章，第4章，第5章
もりた　あきこ

内山　量史　　春日居サイバーナイフ・リハビリ病院
うちやま　かずし


〔著　者〕（執筆順）

津村　恒平　　中野共立病院　　　　　　　　　　第3章
つむら　こうへい

椎名　英貴　　森之宮病院　　　　　　　　　　　第6章
しいな　ひでたか

髙野　麻美　　船橋市立リハビリテーション病院　第7章
たかの　あさみ

平野　絵美　　リハビリテーション翼の舎病院　　第8章，第10章
ひらの　えみ

山本　徹　　　医療法人社団永生会　　　　　　　第9章
やまもと　てつ

佐藤　妙子　　国際医療福祉大学保健医療学部　　付章
さとう　たえこ


〔イラスト〕

野口　太郎，中山　昭（p.127 図3）
のぐち　たろう　なかやま　あきら

実践力を高める
成人言語聴覚療法ハンドブック

2021 年（令和 3 年）6 月15日　初 版 発 行

監　　修　一般社団法人
　　　　　日本言語聴覚士協会
編　　者　森 田 秋 子
　　　　　内 山 量 史
発 行 者　筑 紫 和 男
発 行 所　株式会社 建 帛 社
　　　　　　　　　KENPAKUSHA

〒112-0011　東京都文京区千石 4 丁目 2 番15号
TEL　（03）3 9 4 4 - 2 6 1 1
FAX　（03）3 9 4 6 - 4 3 7 7
https://www.kenpakusha.co.jp/

ISBN 978-4-7679-7101-8 C3047
ⓒ 日本言語聴覚士協会・森田・内山ほか，2021.
（定価はカバーに表示してあります）

あづま堂印刷／ブロケード
Printed in Japan